京都胃炎分类

监修
（日）春间　贤

主编
（日）加藤　元嗣
（日）井上　和彦
（日）村上　和成
（日）镰田　智有

主译
吴永友
李　锐

主审
唐　文
胡端敏
呼闯营

辽宁科学技术出版社
·沈阳·

图书在版编目（CIP）数据

京都胃炎分类 /（日）加藤元嗣等主编；吴永友，李锐主译 .—沈阳：辽宁科学技术出版社，2018.6（2025.1 重印）
ISBN 978-7-5591-0691-9

Ⅰ.①京… Ⅱ.①加… ②吴… ③李… Ⅲ.①胃炎—诊疗 Ⅳ.① R573.3

中国版本图书馆 CIP 数据核字（2018）第 060351 号

出版发行：辽宁科学技术出版社
（地址：沈阳市和平区十一纬路 25 号　邮编：110003）
印 刷 者：沈阳丰泽彩色包装印刷有限公司
经 销 者：各地新华书店
幅面尺寸：185 mm × 260 mm
印　　张：8
字　　数：170 千字
出版时间：2018 年 6 月第 1 版
印刷时间：2025 年 1 月第 10 次印刷
责任编辑：郭敬斌
封面设计：顾　娜
版式设计：袁　舒
责任校对：尹　昭　王春茹

书　　号：ISBN 978-7-5591-0691-9
定　　价：128.00 元

编辑电话：024-23284363　13840404767
E-mail：guojingbin@126.com
邮购热线：024-23284502
http：//www.lnkj.com.cn

■ 监 修

春间　贤　川崎医科大学消化内科学教授

■ 主 编

加藤　元嗣　北海道大学病院光学医疗诊疗部诊疗教授、部长
井上　和彦　川崎医科大学综合临床医学副教授
村上　和成　大分大学消化内科学教授
镰田　智有　川崎医科大学消化内科学讲师

■ 执笔者一览（按执笔顺序）

春间　贤　川崎医科大学消化内科学教授
镰田　智有　川崎医科大学消化内科学讲师
村上　和成　大分大学消化内科学教授
川村　昌司　仙台市立病院消化器内科医长
寺尾　秀一　加古川西市民病院副院长兼消化内科大主任
加藤　隆弘　朝日大学齿学部附属村上纪念病院消化内科教授
山地　裕　东京大学消化内科
平田　喜裕　东京大学消化内科特聘讲师
伊藤　公训　广岛大学病院消化、代谢内科诊疗副教授
北村　晋志　德岛大学研究生院健康生物医学研究部消化内科学助教
八木　一芳　新潟县立吉田病院内科主任
井上　和彦　川崎医科大学综合临床医学副教授
大和田　进　乾内科诊所，IMS 太田中央综合病院消化、肿瘤中心主任
乾　正幸　乾内科诊所副院长
苏原　直人　白川诊疗所副院长
乾　纯和　乾内科诊所院长
河合　隆　东京医科大学病院内镜中心教授
增山　仁德　增山胃肠科诊所院长
中岛　滋美　地域医疗功能推进机构滋贺病院综合诊疗科主任
安田　贡　KKR 高松病院体检中心主任
加藤　元嗣　北海道大学病院光学医疗诊疗部诊疗教授、部长
间部　克裕　北海道大学研究生院医学研究所癌症预防内科特聘讲师
九嶋　亮治　滋贺医科大学医学部临床检查医学课程教授

■ 主　译

吴永友　李　锐

■ 副主译

祝建红　于　光

■ 主　审

唐　文　胡端敏　呼闯营

■ 译　者

吴永友　苏州大学附属第二医院
李　锐　苏州大学附属第一医院
祝建红　苏州大学附属第二医院
于　光　解放军第一OO医院
唐　文　苏州大学附属第二医院
胡端敏　苏州大学附属第二医院
呼闯营　苏州大学附属第二医院
于广秋　苏州大学附属第二医院
张　宏　中国医科大学附属盛京医院
于向阳　天津市南开医院
张秋琴　上海华山医院宝山分院
刘新胜　湖北省第三人民医院
吴伟强　解放军兰州总医院
吴梓雷　黑龙江农垦建三江人民医院
杜囚鹏　北京市第一中西医结合医院

译者序

《京都胃炎分类》中文版终于完稿，欣慰之余也为此前翻译进度缓慢深感自责，若早日出版，想必可免去内镜爱好者的相思之苦。据我所知，原书自面世以来，受到内镜医生的热捧，不少国内同行，不惜高价购买，一睹为快；也有热心人士，翻译了个别片段传播于网络，以飨读者，痴心可鉴，但侵权之举，不宜提倡。

作为一名外科医生，与内镜结缘已有14个年头。2004年获笹川奖学金赴日本癌研究会附属病院研修，我的导师，时任消化器外科部长的山口俊晴先生（现任该院院长），为我制订的轮转计划中，除胃、肠、肝胆胰肿瘤组外，尚有内镜、病理、化疗、CT室等部门。当时内镜EMR已很普遍，ESD正在兴起，内镜中心的学习为我展示了一片全新的天地。回国后，李锐教授举办消化内镜会议，每次盛情邀请我客串日语翻译，翻译效果不得而知，但对我的内镜知识却是及时的更新。

当辽宁科学技术出版社郭敬斌编辑邀请我组织翻译《放大胃镜诊断图谱》时，我抱着学习的态度，怀着惴惴不安的心情答应了下来，所幸在各位译者的共同努力下，没有辜负大家的期望。祝建红教授曾对我说，日本内镜诊断流派众多，仅看八木一方先生的书是不够的，因此当郭编辑希望我组织翻译《京都胃炎分类》时，我毫不犹豫就应承了下来。一则正好可以静心学习，二则也算是对上一部译著读者的回馈。

《京都胃炎分类》并非鸿篇巨著，而是浓缩的精华。全书首先梳理胃炎分类的历史脉络，介绍京都胃炎分类的目的；接着，利用精美珍贵的照片，介绍胃炎的19种内镜表现；然后，结合6个实例介绍考虑到胃癌风险的胃炎内镜表现评分；最后，介绍内镜下背景黏膜的检查清单及内镜所见的记录方法。

《京都胃炎分类》凝聚了几代人的智慧及众多作者的心血。全书条理清晰，言简意赅，通俗易懂，具有很高的实用价值。希望读者能仔细阅读，细心体会，以病理为支撑，在内镜实践中灵活运用。相信对我国内镜医生诊断水平的提高一定会大有裨益。

在此，对原书作者、为本书的翻译出版付出辛勤劳动的各位译者及出版社工作人员表示衷心的感谢。由于译者水平有限，错误、疏忽之处在所难免，还望读者包涵。

吴永友

2018年3月28日

原书序

本书撷取、展示日常诊疗中胃炎诊断的必要表现，力求实现日本胃炎诊断的统一。

最早，胃炎诊断是通过对尸体解剖或切除的胃进行病理组织学检验，将黏膜糜烂、发红、增生性改变、萎缩、肠上皮化生等作为胃炎的表现。后来，随着内镜的开发，对胃黏膜进行肉眼观察成为可能，可间接推断病理组织像。而且可行靶向活检，除内镜下对于“面”的观察以外，增加了活检组织的病理学评价，使胃炎的诊断与分类实现了重大飞跃。诊断胃炎的主要目的在于评价具有胃癌发生风险的胃黏膜。随着内镜的进步，对胃黏膜的详细观察，可捕捉到胃黏膜的细微变化，众多的内镜表现也就被关注，胃炎分类更为复杂。然而，随着 *Helicobacter pylori*（以下简称 *Hp*）的“登场”，胃炎的成因逐渐明确，出现了胃炎诊断中世界通用的悉尼系统，后改订为新悉尼系统。该分类考虑到 *Hp* 感染，胃炎的部位、病理组织学分级，对内镜表现与诊断进行归类评价，是迄今为止具有划时代意义的分类。在日本，临床实践中一直采用木村·竹本分类及胃炎研究会的分类，但为与国外对接，不得不使用具有共同标准的新悉尼系统。然而，在日本，对于胃炎分类已经具有长期、详细的研究历史，而且由于日本也是萎缩性胃炎与胃癌的高发国家，这就需要在考虑到在胃癌风险的基础上进行胃炎诊断。

2013 年 5 月 10—12 日，笔者于京都国际会馆举办第 85 届日本消化内镜学会，设立了有关胃炎诊断的两个主题。目的是在新悉尼系统的基础上，结合对组织学表现的考虑，更加客观、正确地将日本标准的内镜诊断学中用于诊断 *Hp* 感染胃炎的表现加以明确，并对具有胃癌风险的胃炎进行评分。为此，本书命名为“京都胃炎分类”，呈现胃炎诊断中基本的照片，概述胃炎分类。完稿以前，反复召开会议或通过网络交换意见，以求达成共识。今后，期待该分类能通过临床试用乃至国际评价，进一步完善。

川崎医科大学消化内科学教授

春间　贤

2014 年 8 月

目　录

第 1 章

胃炎分类的历史

第1章　胃炎分类的历史

春间　贤

前言——胃炎分类的背景

根据临床经过，胃炎分为急性胃炎与慢性胃炎，但一般所说的胃炎指的是慢性胃炎。急性胃炎以急性上腹部疼痛、恶心、呕吐，偶有吐血或便血等为首发症状，日常临床工作中，多可根据病史与体征得以诊断。上消化道内镜检查见到附有凝血块的多发性糜烂与表浅溃疡为其特征性表现，也称为急性胃黏膜病变（acute gastric mucosal lesions，AGML）。而慢性胃炎在日本的日常诊疗中，采用以下3种思路，分为几大类。首先是根据患者上腹部疼痛、胃胀、恶心等主诉，作为诊疗的病名使用（症状性胃炎）；其次是内镜或X线检查见到形态学异常，作为形态学病名使用（形态学胃炎）；最后，胃活检组织的病理组织学诊断（组织学胃炎）。然而，形态学胃炎及组织学胃炎未必出现自觉症状。另外，已知组织学胃炎的原因多为幽门螺旋杆菌（*Helicobacter pylori*，*H.pylori*）感染，一直以来笼统称为慢性胃炎的病名，逐步用于病理组织学确诊的病例。一方面，无消化性溃疡或胃癌等器质性病变，但主诉上腹部不适等消化道症状，诊断为功能性消化不良（functional dyspepsia，FD），在日本，作为病名已得到保险的认可。另一方面，内镜诊断的形态学胃炎是胃癌及消化性溃疡发生的基础，在发现*Hp*以后，*Hp*感染可通过简便的筛查得以诊断。

从胃炎诊断的发展历史来看，病理组织学诊断始于尸体解剖或切除的胃，其后，根据自觉症状、病因及临床经过，内镜出现后，通过直接观察胃黏膜诊断胃炎。在能够获取胃黏膜活检组织以后，可做出病理组织学诊断。其中，20世纪20年代至30年代，Konjetzny利用手术切除的胃进行病理组织学研究，Schindler利用胃镜进行胃炎的诊断与分类（图1），从此，内镜在胃炎诊断中发挥重要作用。此后，Schindler胃炎诊断学被日本优秀的前辈进一步尝试、探讨，加上日本独有的诊断学，其成果继续在日常诊疗中得到反映。自Schindler时代以后，随着时间的推移，欧美胃癌的死亡率显著降低，除胃癌死亡率高的国家以外，基本不再进行胃炎的诊断与分类。而日本仍是胃癌高发国家，作为胃癌发生的基础，胃炎的研究迄今依然盛行。尤其为了早期诊断胃癌，胃X线造影、内镜检查等影像诊断取得进步，萎缩、肠上皮化生等胃黏膜变化作为鉴别胃癌的内镜表现及胃癌发生的基础，备受重视，对此类内镜表现进行分类由来已久。目前，在实际诊疗中，采用木村·竹本

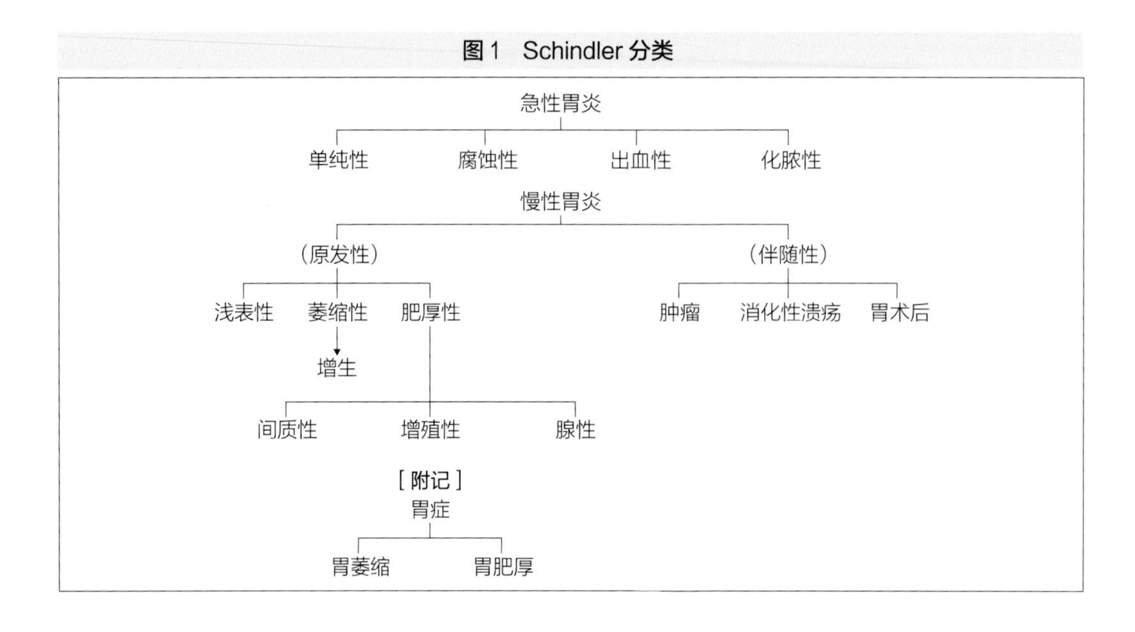

图 1 Schindler 分类

分类（图 2）诊断胃体部萎缩性胃炎，也是来自于日本原创的优秀临床研究。

1983 年，Warren 及 Marshall 发现 *H.pylori*，明确 *Hp* 是组织学胃炎的病因后，胃炎的诊断学迎来了重大变革。因此，根据内镜表现诊断有无 *Hp* 感染的重要性增加，另外，不同于以往，需要对作为胃癌高危状态的胃炎做出诊断。在此背景基础上，欧美六国的研究组在 1990 年悉尼召开的第 9 届世界消化病会议上提出，纳入胃炎的成因、部位、病理组织像、内镜表现等，形成世界通用的诊断标准，称为悉尼系统（Sydney system），1996 年改订为新悉尼系统（updated Sydney system）。该系统考虑了 *Hp* 感染的有无，明确了内镜表现与内镜下胃炎，并且将病理组织学所见分为 4 度，因此在日本的胃炎诊断中也被采纳。但也存在一些问题，如悉尼系统纳入的内镜表现有些难以客观诊断，日本最重要的用于评价萎缩性胃炎进展程度的木村・竹本分类未被采纳，未分化型胃癌的高风险因素鸡皮样胃炎的诊断名称也未纳入。因此，在 2013 年 5 月于京都召开的第 85 届日本消化内镜学会上，将胃炎的内镜诊断及其意义作为两个主题，充分考虑日本现有胃炎诊断学及其分类，尤其是将 *Hp* 感染的诊断与胃癌风险评级作为支柱，明确客观、简便、具有临床意义的胃炎表现，提出“京都胃炎分类”。此后，总会发言的专家，加上各领域从事诊疗的众多内镜专科医生，反复通过开会、网络交换意见，完成了“京都胃炎分类”。

本文对世界的现有胃炎诊断、分类进行概述，介绍京都分类的背景。参考文献方面，为便于理解历史脉络，按照时间顺序排列。

图 2　木村 · 竹本分类（1969）

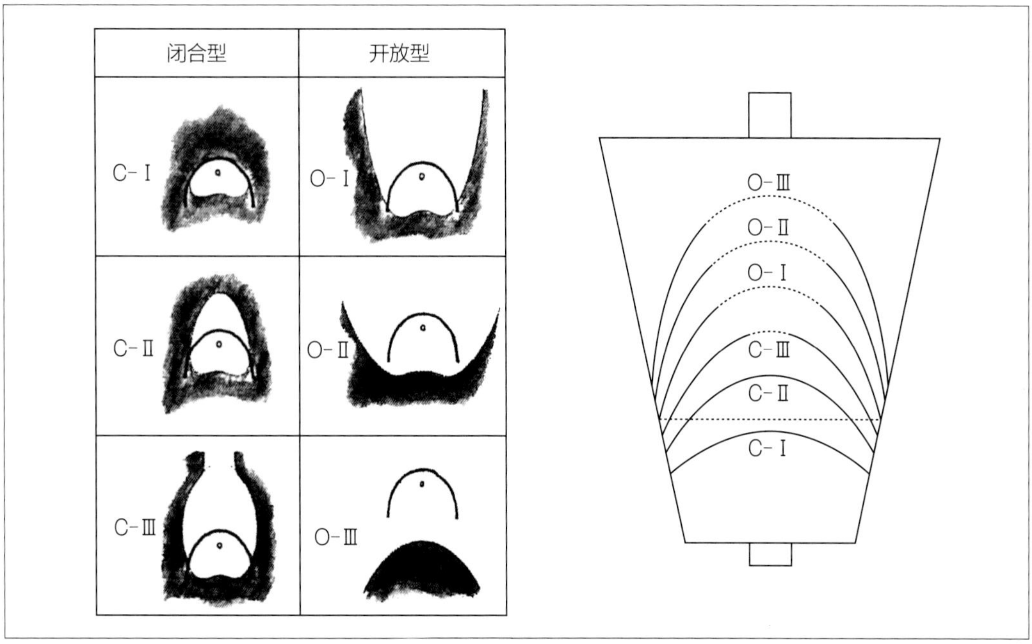

闭合型	开放型
C-Ⅰ	O-Ⅰ
C-Ⅱ	O-Ⅱ
C-Ⅲ	O-Ⅲ

O-Ⅲ
O-Ⅱ
O-Ⅰ
C-Ⅲ
C-Ⅱ
C-Ⅰ

注：本书中，萎缩程度采用 C-1，C-2，C-3，O-1，O-2，O-3，此处为引用原著。

1 胃炎分类的历史

关于胃炎分类的历史，有不少杰出的医生结合以前的资料进行了详细讨论，并发表了论文或著作。在此，根据能获得的文献加上个人见解，对胃炎分类的历史作一回顾。

1) Schindler 分类及其基础上的分类

根据市冈的论文，在 18 世纪至 19 世纪初期，通过解剖学表现已经明确了胃炎的存在。Schindler 于 1922 年第一次用胃镜观察胃黏膜，指出内镜下胃炎的存在。此后，1932 年，Schindler 与 Wolf 共同制作了易于插入的软镜，逐渐明确了慢性胃炎的内镜像，将 Konjetzny 采用手术切除胃开展的病理研究进行了修正，于 1947 年出版了著名的“Gastritis”。Schindler 将慢性胃炎分为原发性胃炎与胃癌、消化性溃疡等伴有的伴随性胃炎，将原发性胃炎分为慢性浅表性胃炎，慢性萎缩性胃炎及慢性肥厚性胃炎 3 类（图 1）。1936 年，田川在 Schindler 论文的基础上，利用胃镜检查将慢性胃炎分为浅表性胃炎、肥厚性胃炎与萎缩性胃炎 3 类，而且使用了糜烂性胃炎的病名。

此后，在 1940 年至 1960 年，众多先驱观察了日本人的胃黏膜，确立了日本独

图3 悉尼系统胃炎分类

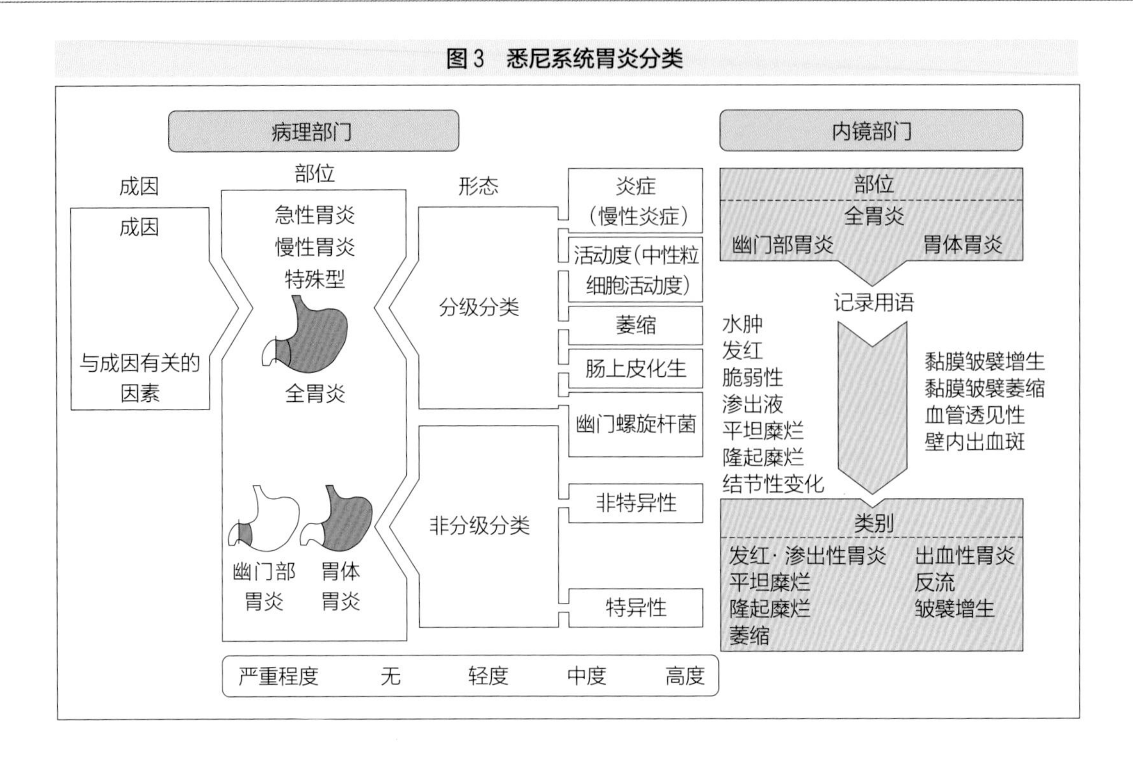

有的详细的慢性胃炎诊断学，但均是以Schindler胃镜分类为基础，形成了田坂、崎田、山形等胃炎分类（**表1～表3**）。在此期间，对于是否存在浅表性胃炎、增生性胃炎的病理组织像是怎样的、慢性胃炎的临床经过如何、伴随性胃炎的病理组织像及胃酸分泌等功能变化是怎样的，进行了大量的临床研究。现在，利用管径细化、操作容易、可详细观察的电子内镜可以很容易地进行胃内观察，而利用硬质胃镜、当时难以操作的纤维内镜进行详细的分类，先驱们开展的临床研究，实在令人钦佩。

2) 木村 · 竹本分类

后来，发明了可在直视下进行活检的纤维内镜，胃炎，尤其是萎缩性胃炎的诊断取得飞跃般进步，竹本比较了纤维内镜表现与胃活检组织，确立了萎缩性胃炎的诊断标准。再后来，明确了幽门腺与胃底腺的分界位于胃角小弯。1966年，定义了萎缩移行带（atrophic border）。不久，明确了随着胃体部萎缩的发展，移行带向口侧扩展，1969年发表了木村 · 竹本分类（**图2**）。此后，由于对胃体萎缩的进展程度可进行简便的内镜下评价，木村 · 竹本分类成为日本胃炎诊断与分类不可或缺的方法。然而，笔者曾获得在德国、英国、巴西、智利、印度、柬埔寨、中国等国

表 1 田坂的分类（1956）

田坂的分类（1956）
Ⅰ. 原发性胃炎
1. 浅表性胃炎
2. 萎缩性胃炎
a. 萎缩性
b. 浅表萎缩性
c. 萎缩性增生性
3. 肥厚性胃炎
Ⅱ. 伴随性胃炎

表 2 崎田的分类

崎田的分类
1. 浅表性胃炎
2. 肥厚性胃炎
1）增殖性肥厚性胃炎
2）间质性肥厚性胃炎
3）腺性肥厚性胃炎
3. 萎缩性胃炎
1）萎缩性（单纯性）胃炎
2）浅表性萎缩性胃炎
3）萎缩性增生性胃炎
4）萎缩性肠上皮化生性胃炎
5）萎缩性增生性肠上皮化生性胃炎

家进行内镜检查或观察的机会，发现除智利以外，胃体小弯见到萎缩带的病例非常罕见。因此，日本的胃炎诊断学具有超过 40 年的历史，可简便、正确诊断萎缩性胃炎的程度，且已广泛用于日常诊疗，竟然没有被纳入悉尼系统。

3）胃炎研究会分类

后来，成立了胃炎研究会，1995 年 10 月 19 日召开的第 10 届胃炎研究会提出了胃炎的分类（表 4）。

作为草案的基本理念，制订该分类的目的是，整理概括迄今报道的各种胃炎分类，制订出对日常内镜检查有用的新分类。其条件如：①精简。②继承发扬原有分类：以 Schindler 分类，田坂、崎田等分类为基础并包含佐野的临床病理学分类。③得到病理表现证实的实际内镜分类。④对部位、程度、活动性等进行分级，添附病名；另外，对于病因、高度怀疑自身免疫机制的病例，也尽量记录。⑤分类考虑到悉尼系统等。随后，利用该胃炎分类，与组织学胃炎进行对比，确认了对 *Hp* 感染诊断的有效性。

4）*Hp* 的发现与悉尼系统

1983 年，Warren 与 Marshall 等在胃炎患者的胃黏膜中发现了 *Hp*。对于胃炎的分类思路发生了很大变化。也就是，认为在胃炎的发病原因方面，单纯的外因很少，胃黏膜内浸润的白细胞、单核细胞等炎症细胞产生的细胞因子、化学物质等导致的黏膜损坏是重要因素。在这种情况下，为统一胃炎分类，欧洲消化病学者以病理学者为中心于 1990 年提出了悉尼系统。悉尼系统将部位、病理组织像、内镜表现全部纳入，制订成世界通用的诊断标准（图 3）。该分类，在病因上，重视 *Hp* 感

表3 山形的分类

胃镜表现
1. 浅表性（表在性）胃炎
a. 黏液附着
灰白色黏液弥漫性或斑状密集附着
b. 斑状发红
表浅毛细血管部分扩张与收缩，导致界线不清晰的黏膜发红
c. 水肿
黏膜变色（苍白），肿胀，光泽增加
2. 萎缩性胃炎
1）单纯萎缩性变化
a. 黏膜变色：灰色，灰绿色，灰黄色
b. 血管透见
c. 明亮的摄影像
2）表在性胃炎变化
上述表现与糜烂并存
3）增生性变化
硬疣状，结节状黏膜隆起像，黏膜变色，血管透见像不清晰
4）肠上皮化生性变化
特有的斑状黏膜变色像
3. 肥厚性胃炎
黏膜表面柔软隆起像

染；在胃炎的部位上，分为幽门部胃炎、胃体胃炎及全胃炎；在病理组织表现上，根据慢性炎症、中性粒细胞活动度、萎缩、肠上皮化生、*Hp* 菌量的程度，采用了无、轻度、中度、重度的分级系统；在内镜表现方面，列出了水肿、发红、脆弱性、渗出液、糜烂等11个项目，但存在脆弱性与渗出液等表现难以客观评价、内镜表现与病理表现混乱等缺点。另外，内镜表现中有结节性变化，但内镜表现对应的内镜分类中却没有，分类中存在诸如此类的问题。

悉尼系统中虽然有提示 *Hp* 感染的表现，如弥漫性发红、点状发红、水肿、黏液附着等，但20世纪20年代确立内镜下胃炎诊断学的Schindler已将这些表现归入浅表性胃炎。Schindler将浅表性胃炎的表现，描述为“red patches, layers of adherent, glary, grayish mucus”（红斑、灰白色黏液附着），原著中提到的幽门腺区域的组织学症表现为炎症浸润细胞局限于黏膜上半部分的小凹上皮区域，正是浅表性胃炎。他描述道，随访浅表性胃炎，半数恢复正常，半数发展为萎缩，*Hp* 急性感染可自然

表4 胃炎研究会的胃炎分类（改订试用版）（1995）

Ⅰ. 基本型	
（1）浅表性胃炎	superficial gastritis
（2）出血性胃炎	hemorrhagic gastritis
（3）糜烂性胃炎	erosive gastritis
（4）萎缩性胃炎	atrophic gastritis
（5）疣状胃炎	verrucous gastritis
（6）化生性胃炎	metaplastic gastritis
（7）增生性胃炎	hyperplastic gastritis
Ⅱ. 混合型	
浅表性萎缩性胃炎	superficial atrophic gastritis
萎缩性增生性胃炎	atrophic hyperplastic gastritis
其他	
Ⅲ. 特殊型	

消失恢复，也可持续感染发展成萎缩，正是提示了该过程。胃体部萎缩发展，黏液附着的表现，谁见了都能理解是黏液附着表现，而悉尼系统原著中也有记载。胃窦见到的黏液表现，如常规在内镜检查前进行黏液处理的话，诊断会相当困难。

糜烂性胃炎的病名始于1954年发表的Gutzeit-Teitge分类及Boller分类。根据佐田的论文，Palmer将糜烂性胃炎分为急性糜烂与慢性糜烂，随后Walk将内镜下糜烂分为周围极微小隆起、完全无隆起（punctiform）与周边黏膜明显隆起（varioliform）。后来，对于糜烂性胃炎，在日本根据内镜表现与切除胃标本进行了大量研究，*Hp*发现后，发现见于胃窦的隆起型糜烂性胃炎多见于*Hp*感染阴性病例。另一方面，弥漫性发红众所周知是*Hp*感染胃炎的特异性表现，日常诊疗中行内镜检查时，与木村・竹本分类的胃体萎缩表现、RAC、胃体皱襞改变一起受到重视。水肿，在新悉尼系统中也有，是*Hp*感染的特异性表现之一。另外，有人指出，弥漫性发红也可见于肝硬化所致门脉高压，需要结合明确的影像诊断。

5）病理组织学胃炎分类

胃炎的诊断与分类，最初是利用尸体胃或切除胃标本进行病理组织学检查。后来，胃活检组织的获取成为可能，尤其是直视下活检简单易行后，利用胃活检组织发展出胃炎分类。1972年，Whitehead等在对胃炎进行病理组织学分类时，明确记载了幽门腺黏膜、胃底腺黏膜，提出应记录胃炎的程度、有无肠上皮化生及其程度、中性粒细胞浸润的程度。该分类与Schindler的临床分类一样，作为病理组织学分类，被大量病理医生广泛采纳。Whitehead的分类将炎症细胞浸润见于近黏膜表层处作为浅表性胃炎，不论有无萎缩。后来，将胃固有腺的萎缩作为关注重点，把有炎症细胞浸润但无萎缩者归为浅表性胃炎。因此，同样是“浅表性胃炎”，根据不同分类，含义是不同的。在日本，有吉井、佐野等病理医生的胃炎相关著名论著，平福的组织学分类简便易用（图4），笔者也采用了过去的研究。如今，新悉尼系统的分级分类，将炎症、萎缩、肠上皮化生等项目分开来，应用广泛。另外，最近，Rugge利用悉尼系统制订了胃癌组织学风险分类。

6）自身免疫性胃炎的分类

对于在欧美，尤其是斯堪的纳维亚地区多见的自身免疫性胃炎，除形态以外，尚考虑到胃酸分泌、血中胃泌素等功能方面，制订了Strickland及Mackay分类（表5）。他们着眼于所谓自身免疫的病因与炎症的局部解剖部位，将慢性胃炎分为A型胃炎与B型胃炎。A型胃炎的萎缩性变化主要位于胃底腺区域，以高胃泌素血症、抗壁细胞抗体阳性为特征，其发病考虑为针对自身壁细胞的抗体导致的自身免疫机制。典型病例可见恶性贫血，也已知可合并类癌或胃癌。B型胃炎，即通常的萎缩性胃炎，萎缩性变化主要位于幽门腺区域，抗壁细胞抗体阴性，呈低酸状态。后来，由于B型胃炎的胃体无萎缩性变化，在欧美很常见，故在临床诊疗中所称的胃窦胃炎、B型胃炎反而被用于呈高酸状态的胃炎了。

2 京都分类的目的

现在，胃炎的内镜诊断是，通过内镜表现诊断有无*Hp*感染，评价胃癌发生风险，以明确后面该采取的对应措施。自从Schindler确立胃镜胃炎诊断学以来，国内外进行了大量研究，加入了新认识的内镜表现，但这些表现是否能被理解，是否客观，尚存在一定的问题。从*Hp*发现以前开始，致力于胃炎研究的著名学者们就已有零星论文，已经涉及*Hp*发现以后才关注的有关胃炎诊断与分类的问题点了。因此，考虑了国内外现有胃炎分类，深感可客观诊断胃炎表现的形态学分级的相应图像文本很有必要。在第85届日本消化内镜学会上，设置了胃炎相关的2个主题，此后，召集会议主持、讲者、从事内镜检查的各方面医生，反复开会、通过网络交换意见，讨论应纳入的表现、内镜像以及如何才能评价胃癌风险。其成果就是“京都胃炎分类”，具体内容由参与制订的医生执笔，完成本书。

目的是在现有胃炎分类的基础上，撷取客观、简便诊断的胃炎表现，展示其典型表现，并评价胃癌风险。还有近年涌现出的以前没有考虑过的*Hp*除菌后胃黏膜变化的问题。而质子泵抑制剂、抗血小板药、抗凝剂等药物导致胃黏膜变化以及肾功能不全等基础疾病导致胃黏膜改变等现象也在增加。有必要将这类新的胃黏膜变化纳入分类，本书纳入其中的一部分。

图 4　平福的分类（1967）

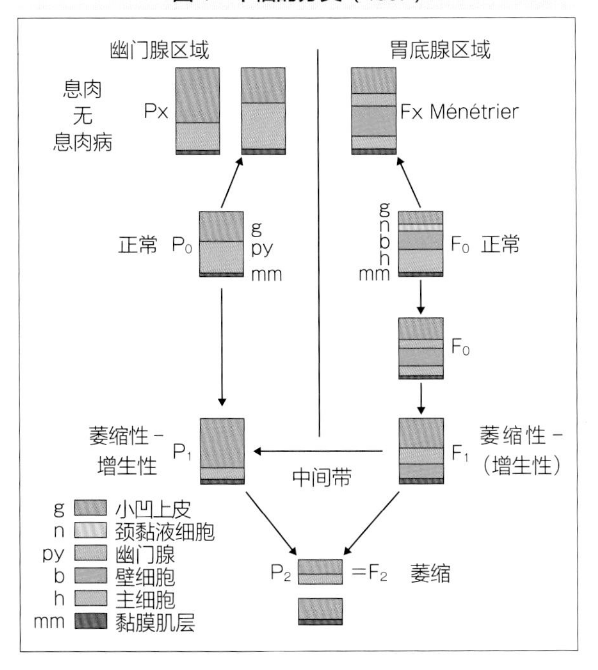

表 5　Strickland 和 Mackay 的慢性胃炎分类（1973）

	A 型胃炎	B 型胃炎
萎缩区域	贲门胃体为主（胃底腺区域）	幽门部为主（幽门腺区域）
胃窦炎症	±	+ + +
酸分泌	↓ ↓ ↓	↓
壁细胞抗体	+ + +	-
抗内因子抗体	+	-
胃体胃炎	+ + +	+
血清胃泌素值	↑	正常
恶性贫血	合并存在	未合并

小结

本章对国内外胃炎诊断与分类的历史进行了概述（表 6）。Schindler 胃炎诊断学至今仍是胃炎分类的基石，对于胃体萎缩性胃炎，木村・竹本分类是优秀的分类方法。分类的历史与胃炎诊断的目的都在发生变化，但根本的是诊断具有胃癌发生风险的胃黏膜。自从明确了 *Hp* 感染是胃癌及消化性溃疡的病因以来，与诊断胃炎相比，可以说 *Hp* 的诊断更被关注。然而，由于 *Hp* 感染率下降、*Hp* 除菌、以饮食生活为首的社会环境变化等，胃黏膜的变化今后仍会持续。完稿的京都分类，不仅适合胃炎专家也适合临床一线医生阅读，期待能对实际临床有所裨益。

表 6 主要胃炎分类年表

20 世纪 30年代	Schindler 胃炎分类	Bull N Y Acad Med 1939；15：322-337
1936	田川慢性胃炎分类	日本消化病学会杂志 1936；35：243-296
1956	田坂胃炎分类	综合临床 1956；5：1-9
1963	山形胃炎分类	医事新报 1961；1916：5-16
1967	平福胃炎组织学分类	胃与肠 1967；2：1257-1264
1969	木村・竹本分类	Endoscopy 1969；1(3)：87-97
1973	Strickland 等的慢性胃炎分类	Am J Dig Dis 1973；18：426-440
1990	悉尼系统胃炎分类	J Gastroenterol Hepatol 1991；6：223-234
1995	胃炎研究会的胃炎分类	Ther Res 1995；16：37-41
1996	新悉尼系统胃炎分类	Am J Surg Pathol 1996；20：1161-1181
2014	京都胃炎分类	本书

文献

[1] Schindler R：Die diagnostische Bedeutung der Gastroskopie. Mun Med Wochenschr 1922；69：535-537

[2] Konjetzny GE：Entzündungen des Magens. Henke-Lubarsch Handbuch der speziellen pathologischen Anatomie und Histologie(4th Ed). 1928, Springer-Verlag, Berlin

[3] 田川重三郎：慢性胃炎．日本消化機病学会雑誌 1936；35：243-296

[4] 岡田清三郎：慢性胃炎に就いて（1）．消化器病學 1937；2：1-12

[5] 岡田清三郎：慢性胃炎に就いて（2）．消化器病學 1937；2：187-209

[6] Schindler R：Chronic gastritis. Bull N Y Acad Med 1939；15：322-337

[7] 冲中重雄，近藤台五郎，岸本克巳：胃及ビ十二指腸潰瘍患者ニ認メラル，胃炎ニ就テ．日本消化機病学会雑誌 1941；40：241-243

[8] 冲中重雄，近藤台五郎，岸本克巳：胃炎ノ胃鏡的研究．第二報 胃潰瘍患者ニ見ラル，胃炎．日本消化機病学会雑誌 1943；42：301-303

[9] Schindler R：Gastritis. 1947, Grue & Stratton, New York

[10] 田坂定孝，高橋忠雄，﨑田隆夫，他：ガストロカメラによる胃疾患の研究，第一報 慢性胃炎について．綜合臨床 1956；5：1-9

[11] 内海 胖：慢性胃炎に関する研究—ガストロカメラを中心とした臨床的研究—．日本消化機病學會雑誌 1958；55：103-131

[12] 春日井達造：ガストロカメラによる胃疾患に関する研究．日本消化機病學會雑誌 1959；56：637-661

[13] 丹羽寛文：慢性胃炎に関する研究—ガストロ・カメラを中心とした経過観察的研究—．日本胃カメラ学会機関誌 1959；1：9-29

[14] 山形敞一：内視鏡診断法に関する研究．日本消化機病學會雑誌 1961；58：645-654

[15] 山形敞一，増田久之：胃炎の診断．医事新報 1961；1916：5-16

[16] 第 3 回日本内視鏡学会総会記事 シンポジウム「胃炎」．日本内視鏡学会誌 1961-1962；3：183-240

[17] 吉谷和男：胃炎に関する研究．日本内視鏡学会誌 1961-1962；3：260-288

[18] 竹本忠良，水野美淳：慢性胃炎の胃鏡診断と胃生検．日本内視鏡学会誌　1962-1963；4：310-320
[19] 永井正見：胃カメラによる慢性胃炎診断に関する研究—特に粘膜顆粒像について—．日本内視鏡学会誌　1962-1963；4：253-269
[20] Siurala M and Vuorinen Y：Follow-up studies of patients with superficial gastritis and patients with a normal gastric mucosa. Acta Med Scand　1963；173：45-52
[21] 市岡四象：慢性胃炎の内視鏡学的知見補遺．日消誌　1964；61：785-809
[22] 白石彭三：慢性胃炎の経過に関する臨床的研究—胃カメラ並びに胃生検所見を中心として—．日本内視鏡学会誌　1964-1965；6：230-246
[23] 豊田　成：萎縮性胃炎の胃カメラ像に関する研究．日本内視鏡学会誌　1965；7：296-317
[24] 梅田典嗣：慢性胃炎の研究—萎縮性胃炎を中心とした臨床的ならびに実験的研究—．日消誌　1965；62：985-1003
[25] 武藤文夫：慢性胃炎の内視鏡診断に関する研究—特に胃生検による検討と長期経過観察症例を中心として—．日本内視鏡学会誌　1967；9：372-394
[26] 平福一郎：慢性胃炎の病理組織像—臨床面との関連を重視して．胃と腸　1967；2：1257-1264
[27] Kimura K and Takemoto T：An endoscopic recognition of the atrophic border and its significance in chronic gastritis. Endoscopy　1969；1(3)：87-96
[28] 大島　博：シンドラー先生の思い出と歩まれた道．日本内視鏡学会誌　1969；11：287-295
[29] 古谷健二：潰瘍切除より観察したびらん性胃炎（Gastritis erosiva）の臨床的並びに病理組織学的知見補遺．日消誌　1970；67：1115-1126
[30] 有賀睦三 編：臨床内科全書第4巻 消化管疾患．1970，金原出版，東京
[31] Kimura K：Chronological transition of the fundic-pyloric border determined by stepwise biopsy of the lesser and greater curvatures of the stomach. Gastroenterology　1972；63：584-592
[32] Whitehead R, Truelove SC and Gear MW：The histological diagnosis of chronic gastritis in fibreoptic gastroscope biopsy specimens. J Clin Pathol　1972；25：1-11
[33] 高瀬靖広：慢性胃炎の内視鏡ならびに生検組織学的研究（第1報）—萎縮性胃炎—．日消誌　1973；70：99-106
[34] 高瀬靖広：慢性胃炎の内視鏡ならびに生検組織学的研究（第2報）—導光式ファイバーガストロスコープによる萎縮性胃炎の内視鏡的判定基準の再検討—．日消誌　1973；70：107-116
[35] Strickland RG and Mackay IR：A reappraisal of the nature and significance of chronic atrophic gastritis. Am J Dig Dis　1973；18：426-440
[36] 佐田　博：いわゆるタコイボ型びらん性胃炎の研究．Gastroenterol Endosc　1974；16：365-385
[37] 多賀須幸男，乾　純和：疣状胃炎 Gastritis Verrucosa 100例の解析と経過追求成績．Gastroenterol Endosc　1974；16：763-776
[38] 横山　泉：腸上皮化生の内視鏡診断に関する臨床的研究．Gastroenterol Endosc　1975；17：65-75
[39] 竹本忠良 編集責任，竹添和英，木村　健 編集幹事：消化管内視鏡診断学大系第3巻 胃(1) 正常胃・胃炎・びらん．1976，医学書院，東京
[40] 妹尾武彦：胃びらんに関する臨床的ならびに内視鏡的研究．Gastroenterol Endosc　1979；21：312-328
[41] 山村雄一 監，細田四郎，市岡四象：消化管・編集委員：図説臨床内科講座—第17巻　消化管［2-A］．1981，メジカルビュー社，東京

[42]春間　賢：胃ポリープにおける萎縮性胃炎の特徴に関する臨床的研究．広島大学医学雑誌 1981；30：399-418
[43]吉井隆博：胃の病理—特に組織像の読み方．1973，医学図書出版，東京
[44]佐野量造：胃疾患の臨床病理．1974，医学書院，東京
[45]Warren JR and Marshall B：Unidentified curved bacilli on gastric epithelium in active chronic gastritis. Lancet　1983；1（8336）：1273-1275
[46]福島泰治，津丸周三，平田　研，他：十二指腸潰瘍における前庭部粘膜内ソマトスタチンの低下について．日消誌　1983；80：1105-1110
[47]McCormack TT, Sims J, Eyre-Brook I, et al：Gastric lesions in portal hypertension: inflammatory gastritis or congestive gastropathy? Gut　1985；26：1226-1232
[48]Ihamäki T, Kekki M, Sipponen P, et al：The sequelae and course of chronic gastritis during a 30- to 34-year bioptic follow-up study. Scand J Gastroenterol　1985；20：485-491
[49]竹本忠良：慢性胃炎．日内会誌　1985；74：867-879
[50]加藤善久，久我治子，原田　尚：胃発赤線条の臨床的検討．Gastroenterol Endosc 1985；27：362-369
[51]崎田隆夫："慢性胃炎"雑感．Gastroenterol Endosc　1986；28：172-181
[52]竹本忠良，嶋田正勝：慢性胃炎の定義と分類．臨牀消化器内科　1987；2：7-19
[53]Corbishley CM, Saverymuttu SH and Maxwell JD：Use of endoscopic biopsy for diagnosing congestive gastropathy. J Clin Pathol　1988；41：1187-1190
[54]Correa P：Chronic gastritis：a clinico-pathological classification. Am J Gastroenterol 1988；83：504-509
[55]Tytgat GN：The Sydney System：endoscopic division. Endoscopic appearances in gastritis/duodenitis. J Gastroenterol Hepatol　1991；6：223-234
[56]Haruma K, Sumii K, Yoshihara M, et al：Gastric mucosa in female patients with fundic glandular polyps. J Clin Gastroenterol　1991；13：565-569
[57]Misiewicz JJ：The Sydney System：a new classification of gastritis. J Gastroenterol Hepatol　1991；6：207-208
[58]Haruma K, Okamato S, Sumii K, et al：Helicobacter pylori infection and gastroduodenal disease：a comparison of endoscopic findings, histology, and urease test data. Hiroshima J Med Sci　1992；41：65-70
[59]斎藤洋子，斎藤　澄，中原　朗，他：内視鏡下に観察される発赤と表層性胃炎に関する病理組織学的検討．Gastroenterol Endosc　1992；34：39-47
[60]井村裕夫，尾形悦郎，高久史麿，他 編：最新内科学大系第41巻 胃炎．1993，中山書店，東京
[61]Haruma K, Yoshihara M, Sumii K, et al：Gastric acid secretion, serum pepsinogen I, and serum gastrin in Japanese with gastric hyperplastic polyps or polypoid-type early gastric carcinoma. Scand J Gastroenterol　1993；28：633-637
[62]Whitehead R：The classification of chronic gastritis：current status. J Clin Gastroenterol 1995；21（Suppl 1）：S131-S134
[63]加藤元嗣，西川恵子，片桐雅樹，他：胃炎の分類．G. I. Research　1995；3：349-356
[64]Kato M, Asaka M, Kudoh M, et al：Evaluation of endoscopic characteristics in a new gastritis classification system. Dig Endosc　1995；7：363-371
[65]丸山俊朗：門脈圧亢進症に伴う胃粘膜病変の検討．日消誌　1995；92：1121-1132
[66]Haruma K, Komoto K, Kawaguchi H, et al：Pernicious anemia and Helicobacter pylori infection in Japan：evaluation in a country with a high prevalence of infection. Am J Gastroenterol　1995；90：1107-1110

[67] 第10回胃炎研究会：胃炎の分類—胃炎研究会改正試案. Ther Res 1995；16(10)：37-41

[68] Dixon MF, Genta RM, Yardley JH, et al：Classification and grading of gastritis. The updated Sydney system. International Workshop on the Histopathology of Gastritis, Houston 1994. Am J Surg Pathol 1996；20：1161-1181

[69] 福地創太郎 編：胃炎研究の論点. 1996, 国際医書出版, 東京

[70] Kawaguchi H, Haruma K, Komoto K, et al：Helicobacter pylori infection is the major risk factor for atrophic gastritis. Am J Gastroenterol 1996；91：959-962

[71] 下田忠和, 中西幸浩, 吉野孝之：慢性胃炎の組織分類—その歴史的変遷. 胃と腸 1998；33：1073-1078

[72] Komoto K, Haruma K, Kamada T, et al：Helicobacter pylori infection and gastric neoplasia：correlations with histological gastritis and tumor histology. Am J Gastroenterol 1998；93：1271-1276

[73] Mihara M, Haruma K, Kamada T, et al：The role of endoscopic findings for the diagonosis of Helicobacter pylori infection：evaluation in a country with high prevalence of atrophic gastritis. Helicobacter 1999；4：40-48

[74] Haruma K, Mihara M, Okamoto E, et al：Eradication of Helicobacter pylori increases gastric acidity in patients with atrophic gastritis of the corpus-evaluation of 24-h pH monitoring. Aliment Pharmacol Ther 1999；13：155-162

[75] Haruma K, Kamada T, Kawaguchi H, et al：Effect of age and Helicobacter pylori infection on gastric acid secretion. J Gastroenterol Hepatol 2000；15：277-283

[76] Kaminishi M, Yamaguchi H, Nomura S, et al：Endoscopic classification of chronic gastritis based on a pilot study by the research society for gastritis. Dig Endosc 2002；14：138-151

[77] Ito M, Haruma K, Kamada T, et al：*Helicobacter pylori* eradication therapy improves atrophic gastritis and intestinal metaplasia：a 5-year prospective study of patients with atrophic gastritis. Aliment Pharmacol Ther 2002；16：1449-1456

[78] Rugge M and Genta RM；OLGA-Group：Staging gastritis：an international proposal. Gastroenterology 2005；129：1807-1808

[79] Rugge M and Genta RM：Staging and grading of chronic gastritis. Hum Pathol 2005；36：228-233

[80] Sipponen P：Chronic gastritis in former times and now. Helicobacter 2007；12 (Suppl 2)：16-21

[81] Kamada T, Tanaka A, Yamanaka Y, et al：Nodular gastritis with *Helicobacter pylori* infection is strongly associated with diffuse-type gastric cancer in young patients. Dig Endosc 2007；19：180-184

[82] Tanaka A, Kamada T, Inoue K, et al：Histological evaluation of patients with gastritis at high risk of developing gastric cancer using a conventional index. Pathol Res Pract 2011；207：354-358

[83] Nomura S, Terao S, Adachi K, et al：Endoscopic diagnosis of gastric mucosal activity and inflammation. Dig Endosc 2013；25：136-146

[84] Kato M, Terao S, Adachi K, et al：Changes in endoscopic findings of gastritis after cure of H. pylori infection：multicenter prospective trial. Dig Endosc 2013；25：264-273

[85] Nomura S, Ida K, Terao S, et al：Endoscopic diagnosis of gastric mucosal atrophy：multicenter prospective study. Dig Endosc 2014 [Epub ahead of print]

第 2 章

胃炎的内镜表现

第 2 章　胃炎的内镜表现

1. 总　论

镰田　智有

慢性胃炎的主体是 *H. pylori*（*Hp*）感染所致炎症与萎缩性改变，在此基础上，出现胃癌、消化性溃疡、胃 MALT 淋巴瘤、增生性息肉等胃内疾病及免疫性血小板减少性紫癜、缺铁性贫血、慢性荨麻疹等胃外疾病。为治疗胃炎，预防上述疾病，尤其是预防胃癌，*Hp* 感染胃炎作为以上疾病的基础，在 2013 年 2 月 21 日，针对性的除菌治疗被纳入日本医疗保险。

人感染 *Hp* 后，出现急性炎症与慢性炎症混杂的慢性胃炎状态，被称为慢性活动性胃炎，其组织学的胃黏膜慢性炎症状态称为“幽门螺旋杆菌感染胃炎”，诊断有赖于上消化道内镜检查。这是从日本实际诊疗中频繁使用的“慢性胃炎”中独立出来的疾病概念，优先选择 *Hp* 除菌治疗。

上消化道内镜检查诊断胃炎的内镜表现时，将 *Hp* 感染分为以下 3 个阶段易于理解，反映了这 3 个阶段的“京都胃炎分类”（表 1）。

1 无 *Hp* 感染胃黏膜（*H. pylori*-uninfected gastric mucosa）= 正常胃

迄今尚未感染 *Hp* 的胃黏膜，是无萎缩、中性粒细胞浸润、肠上皮化生等组织学胃炎的状态。在内镜上，存在于黏膜上皮下的集合细静脉呈规则排列的微小红点，即胃体下部 – 胃角小弯可见 RAC（regular arrangement of collecting venules，集合细静脉的规则排列）。其次，整个胃黏膜平滑、有光泽，胃内黏液的稠度非常低，胃体大弯的皱襞细小，呈直线走行。另外，胃内有时附带可见到胃底腺息肉、陈旧性出血斑附着、胃窦与胃体脊状发红。

2 *Hp* 现感染黏膜（*H. pylori*-infected gastric mucosa）= 慢性活动性胃炎

Hp 现感染胃黏膜同时可见单核细胞浸润与中性粒细胞浸润，而且可见到慢性变化导致的固有胃腺的萎缩及肠上皮化生。在内镜下，可见胃体 – 胃底部的点状发红、弥漫性发红，以及伴随的 RAC 消失、萎缩（血管透见像、褪色黏膜）、皱襞异常（肿大、蛇行、消失）、黏膜肿胀、肠上皮化生、增生性息肉、黄色瘤、鸡皮样（结节性改变）、黏稠的白色浑浊的黏液等表现。尤其是萎缩性胃炎、化生性胃炎

表1 胃炎京都的分类

部位	胃镜表现名称	英语表述	*Hp* 感染	*Hp* 未感染	*Hp* 除菌后
整个胃黏膜	萎缩	atrophy	○	×	○～×
	弥漫性发红	diffuse redness	○	×	×
	增生性息肉	foveolar-hyperplastic polyp	○	×	○～×
	地图状发红	map-like redness	×	×	○
	黄色瘤	xanthoma	○	×	○
	陈旧性出血斑	hematin	△	○	○
	脊状发红	red streak	△	○	○
	肠上皮化生	intestinal metaplasia	○	×	○～△
	黏膜肿胀	mucosal swelling	○	×	×
	斑状发红	patchy redness	○	○	○
	凹陷性糜烂	depressive erosion	○	○	○
胃体部	皱襞肿大、蛇行	enlarged fold, tortuous fold	○	×	×
	白色混浊黏液	sticky mucus	○	×	×
胃体－胃底部	胃底腺息肉	fundic gland polyp	×	○	○
	点状发红	spotty redness	○	×	△～×
	多发性白色扁平隆起	multiple white and flat elevated lesions	△	○	○
胃体下部小弯－胃角小弯	RAC	regular arrangement of collecting venules	×	○	×～△
胃窦部	鸡皮样	nodularity	○	×	△～×
	隆起型糜烂	raised erosion	△	○	○

○：多可见到；×：观察不到；△：有时可见到

注：关于内镜表现的部位可参照表2。

（肠上皮化生）、皱襞肿大型胃炎、鸡皮样胃炎对胃癌高风险人群的诊断意义重大，要求能正确进行内镜诊断。

1）**萎缩性胃炎、化生性胃炎**

很久以前，就有日本独有的胃炎分类——木村·竹本分类，根据内镜下胃体部萎缩性胃炎的范围进行分类（p13，图2），评价胃癌风险与胃酸分泌状态，迄今仍是重要的胃炎分类。萎缩性胃炎的胃黏膜变薄，相应出现胃体小弯的皱襞消失，透见网状、树枝状血管，出现黏膜褪色表现，内镜下可辨认萎缩界线（endoscopic

表 2 内镜表现的部位

内镜表现名称	本书所在页	部 位					
		胃底部	胃体上部	胃体中部	胃体下部	胃角部	胃窦部
萎缩	p32～34						
弥漫性发红	p40～44						
增生性息肉	p59～61						
地图状发红	p90～92						
黄色瘤	p62～64						
陈旧性出血斑	p79～80						
脊状发红	p73～76						
肠上皮化生	p35～39						
黏膜肿胀	p48～50						
斑状发红	p85～89						
凹陷性糜烂	p65～67						
皱襞肿大、蛇行	p51～53						
白色混浊黏液	—						
胃底腺息肉	p70～72						
点状发红	p45～47						
多发性白色扁平隆起	p93～95						
RAC	p68～69				（小弯侧）	（小弯侧）	
鸡皮样	p54～58						
隆起性糜烂	p77～78						

atrophic boarder)。靛胭脂对比法、窄光谱（NBI）成像、自体荧光成像(autofluorescence imaging，AFI) 等图像增强观察在其诊断中也很有帮助。

化生性胃炎是指随着胃黏膜的萎缩性变化进展，出现肠上皮化生的状态。形成这样的环境以后，*Hp* 本身不能增殖，可能无法检测出细菌。胃镜下，在背景萎缩胃黏膜中可见多发白色的平坦、扁平隆起。近年来，NBI 放大内镜下所见亮蓝冠(light blue crest) 成为诊断肠上皮化生的有用指标。

2) 皱襞肿大型胃炎，鸡皮样胃炎

引起胃皱襞肿大的疾病包括胃癌、恶性淋巴瘤等肿瘤性疾病及胃底腺上皮细胞增生等非肿瘤性疾病。其中，非肿瘤性皱襞肿大中的多数为 *Hp* 感染所致的所谓皱襞肿大型胃炎 (enlarged fold gastritis)，可见胃体部炎症细胞浸润及上皮细胞增殖亢进或小凹上皮增生导致的黏膜肥厚。据报道，皱襞宽度 7mm 以上与 4mm 以下者相比，胃癌风险增加 35.5 倍，尤其是胃体部弥漫型胃癌的高危因素。另外，也有报道皱襞肿大型胃炎在除菌治疗后可明显改善。

鸡皮样胃炎是指胃镜检查时，可见胃黏膜如拔了毛的鸡皮一样，出现密集、均一的颗粒状 - 结节状隆起。该表现多见于幽门胃窦至胃角。一直以来认为是幼年女性多见的生理现象，不仅见于儿童，也多见于 *Hp* 感染的年轻成人。鸡皮样胃炎与消化性溃疡或胃癌合并存在也有报道，目前，鸡皮样胃炎作为未分化型胃癌的高危因素，受到关注。

3 *Hp* 既往感染 (*H. pylori*-past infected gastric mucosa)（除菌后或高度萎缩导致细菌自然消失）= 慢性非活动性胃炎

除菌后，中性粒细胞浸润快速消失，但多残留单核细胞浸润。内镜下可见到萎缩黏膜（血管透见像、黏膜褪色），胃体至胃底部的点状发红、弥漫性发红消失 (部分甚至可再见到 RAC)，如萎缩界线不鲜明化、黏膜平滑有光泽，胃体大弯皱襞正常，则怀疑为 *Hp* 既往感染状态。弥漫性发红消失，屡屡可导致胃体或胃窦的地图状发红反而明显。

Watanabe 等分析了各种可预测 *Hp* 感染状态的内镜表现，认为 RAC，陈旧性出血斑附着、胃底腺息肉、萎缩性变化、地图状发红是感染状态的有效预测表现。

4 药物导致的胃黏膜变化

另外，与 *Hp* 感染无关的胃炎可由药物引起。近年来，代表性的有使用日趋增加的以阿司匹林为代表的抗血栓药、传统的非甾体抗炎药及质子泵抑制剂等。服用阿司匹林可出现斑状发红、凹陷性糜烂、点状出血、陈旧性出血斑等表现。因胃食管反流等疾病长期服用质子泵抑制剂者，胃体大弯可见敷石状黏膜，胃底 - 胃体可见多发白色扁平隆起。

文 献

[1] Yagi K, Nakamura A and Sekine A：Characteristic endoscopic and magnified endoscopic findings in the normal stomach without *Helicobacter pylori* infection. J Gastroenterol Hepatol 2002；17：39-45

[2] Dixon MF, Genta RM, Yardley JH, et al：Classification and grading of gastritis. The updated Sydney System. International Workshop on the Histopathology of Gastritis, Houston 1994. Am J Surg Pathol 1996；20：1161-1181

[3] Kimura K and Takemoto T：An endoscopic recognition of atrophic border and its significance in chronic gastritis. Endoscopy 1969；1(3)：87-97

[4] Hanaoka N, Uedo N, Shiotani A, et al：Autofluorescence imaging for predicting development of metachronous gastric cancer after *Helicobacter pylori* eradication. J Gastroenterol Hepatol 2010；25：1844-1849

[5] Uedo N, Ishihara R, Iishi H, et al：A new method of diagnosing gastric intestinal metaplasia：narrow-band imaging with magnifying endoscopy. Endoscopy 2006；38：819-824

[6] Nishibayashi H, Kanayama S, Kiyohara T, et al：*Helicobacter pylori*-induced enlarged-fold gastritis is associated with increased mutagenicity of gastric juice, increased oxidative DNA damage, and an increased risk of gastric carcinoma. J Gastroenterol Hepatol 2003；18：1384-1391

[7] Yasunaga Y, Shinomura Y, Kanayama S, et al：Improved fold width and increased acid secretion after eradication of the organism in *Helicobacter pylori* associated enlarged fold gastritis. Gut 1994；35：1571-1574

[8] 竹本忠良，水野美淳：慢性胃炎の胃鏡診断と胃生検. Gastroenterol Endosc 1962；4：310-320

[9] Miyamoto M, Haruma K, Yoshihara M, et al：Nodular gastritis in adults is caused by *Helicobacter pylori* infection. Dig Dis Sci 2003；48：968-975

[10] Kamada T, Tanaka A, Yamanaka Y, et al：Nodular gastritis with *Helicobacter pylori* infection is strongly associated with diffuse-type gastric cancer in young patients. Dig Endosc 2007；19：180-184

[11] Watanabe K, Nagata N, Nakashima R, et al：Predictive findings for *Helicobacter pylori*-uninfected, -infected and -eradicated gastric mucosa：validation study. World J Gastroenterol 2013；19：4374-4379

第 2 章　胃炎的内镜表现　　2. 各　论

1 萎　缩

atrophy

村上　和成

解　说 ⋙ p34

图 1　萎缩性胃炎的典型表现

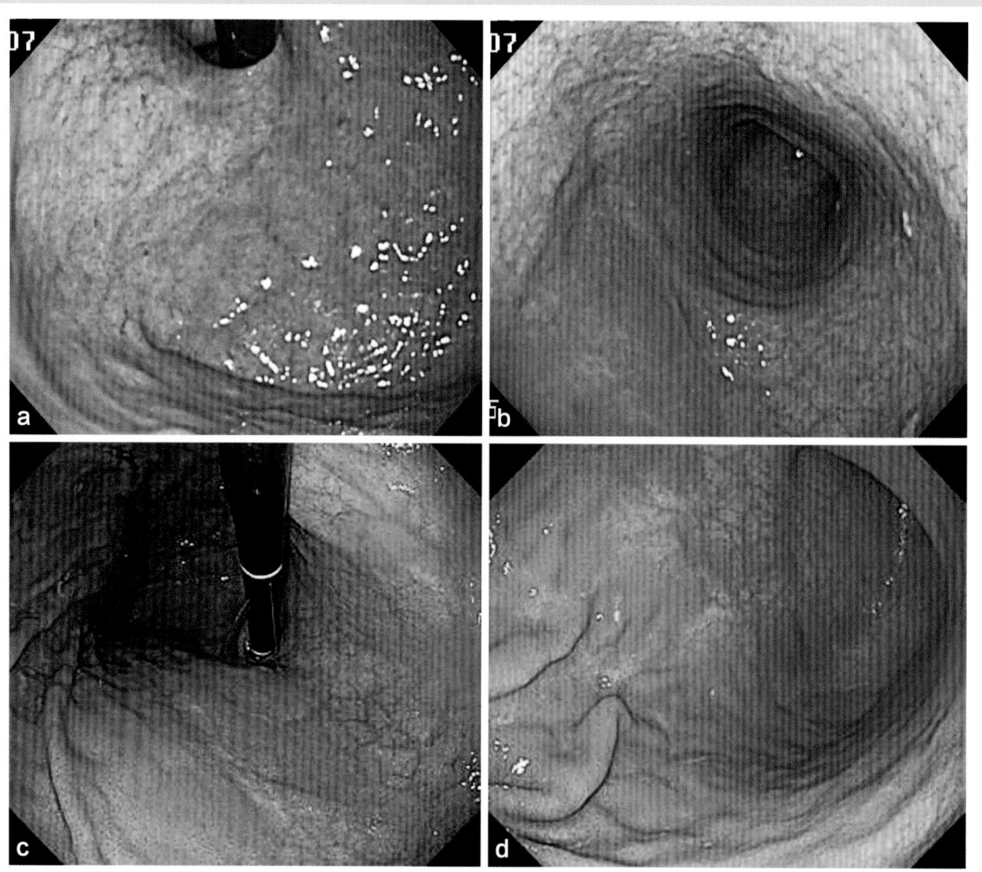

a：贲门部可透见明显的血管。
b：俯视胃体部所见。
c：仰视胃角小弯所见。
d：胃体下部的萎缩边界。

图 2 内镜下萎缩改善表现

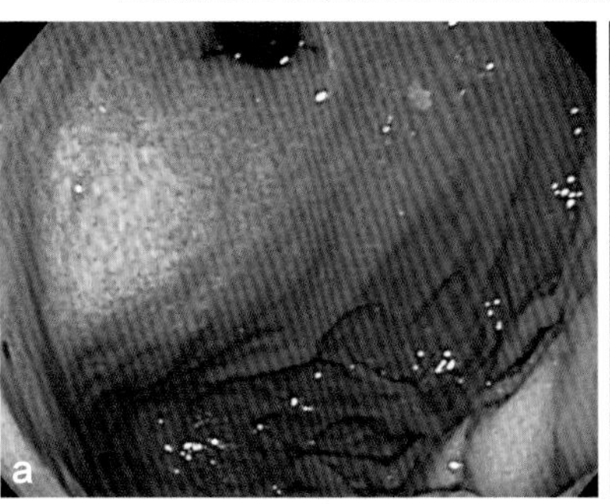

除菌前

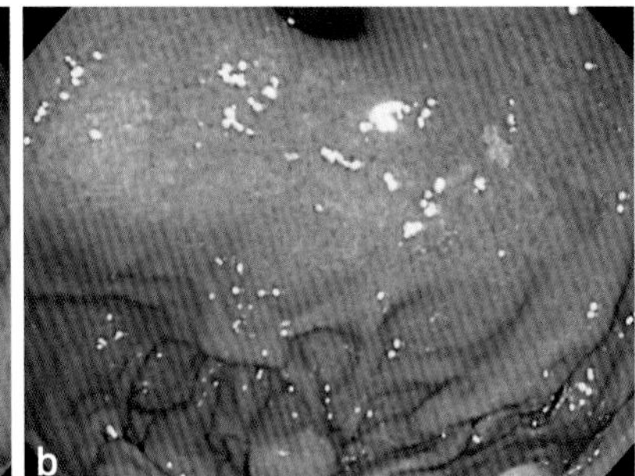

除菌 15 个月后

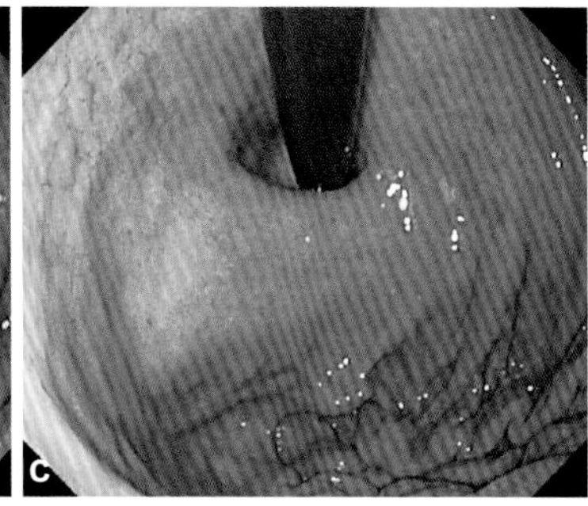

除菌 5 年后

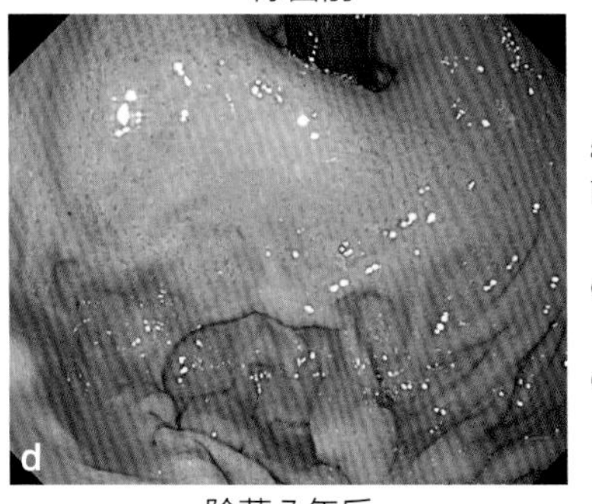

除菌 7 年后

a：71 岁，男性，除菌前，萎缩的边界超越贲门部，向胃底一侧扩展。
b：除菌 15 个月后，黏膜发红、点状发红减少，但萎缩的边界与除菌前为同一水平。
c：除菌 5 年后，跨向胃底的萎缩边界改善，退回胃体一侧，贲门周围的萎缩表现消失。
d：除菌 7 年后，见不到胃底的萎缩、萎缩的边界。与除菌前比，可追溯萎缩边界改善过程。

图 3 萎缩改善的组织学表现

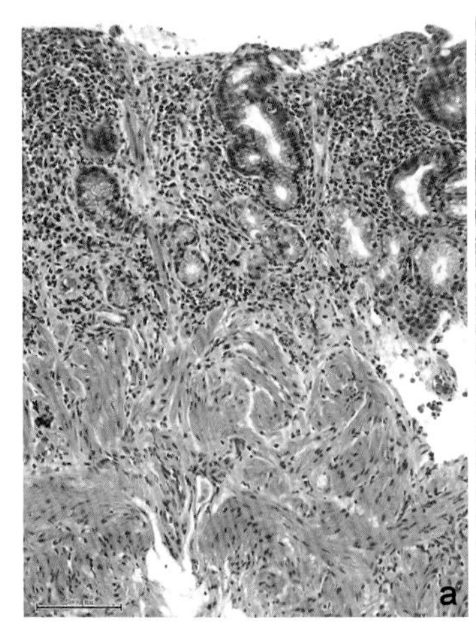

除菌前

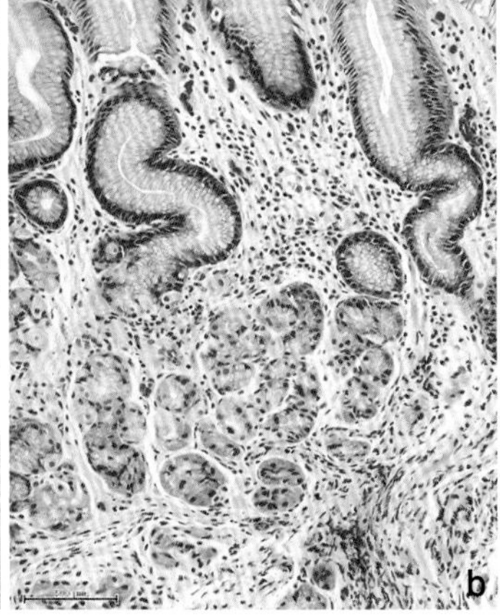

除菌 6 个月后

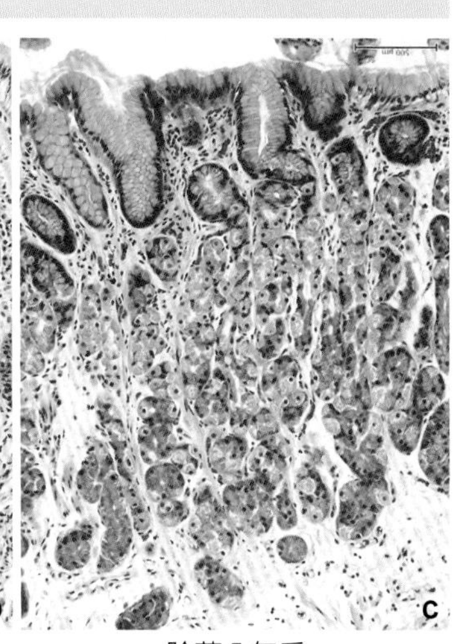

除菌 5 年后

62 岁，男性，慢性胃炎病例，为胃体大弯侧的活检组织。
a：除菌前，黏膜固有层可见高度的急慢性炎症细胞浸润，胃底腺组织因萎缩而明显减少。
b：除菌 6 个月后，由于除菌成功，可见炎症细胞浸润具有明显改善倾向。虽可见到胃底腺组织，但量少，可见萎缩表现。
c：除菌 5 年后，慢性炎症细胞浸润明显减少。与 **b** 相比，胃底腺组织明显增多，提示萎缩有所改善。

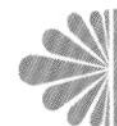

萎 缩

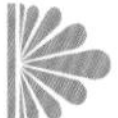

解 说

内镜下萎缩根据血管的透见加以判定，充分送气，观察萎缩的程度与范围（图1）。1969年，木村·竹本提出萎缩性胃炎的分类，根据萎缩自幽门扩展的范围，分为C-1、C-2、C-3、O-1、O-2、O-3共6类（p13，图2）。“C”代表close，“O”代表open，萎缩从贲门延伸至幽门，称为open type（开放型），贲门与幽门之间萎缩不相连称为close type（闭合型）。在组织学上，胃黏膜固有腺的减少称为萎缩（图3）。其原因为*H.pylori*感染，炎症导致上皮细胞脱落亢进。

非*H.pylori*感染者极少见到萎缩，A型胃炎在幽门部无萎缩，但在胃体部可见萎缩。

除菌后，组织上萎缩的改善较明显，但内镜下并不改善（血管透见像无变化）的病例也不少见。

文 献

[1] Murakami K, Kodama M, Sato R, et al：*Helicobacter pylori* eradication and associated changes in the gastric mucosa. Expert Rev Anti Infect Ther 2005；3：757-764

[2] Kodama M, Murakami K, Okimoto T, et al：Ten-year prospective follow-up of histological changes at five points on the gastric mucosa as recommended by the updated Sydney system after *Helicobacter pylori* eradication. J Gastroenterol 2012；47：394-403

[3] Ito M, Haruma K, Kamada T, et al：*Helicobacter pylori* eradication therapy improves atrophic gastritis and intestinal metaplasia：a 5-year prospective study of patients with atrophic gastritis. Aliment Pharmacol Ther 2002；16：1449-1456

[4] Toyokawa T, Suwaki K, Miyake Y, et al：Eradication of *Helicobacter pylori* infection improved gastric mucosal atrophy and prevented progression of intestinal metaplasia, especially in the elderly population：a long-term prospective cohort study. J Gastroenterol Hepatol 2010；25：544-547

[5] Vannella L, Lahner E, Bordi C, et al：Reversal of atrophic body gastritis after *H. pylori* eradication at long-term follow-up. Dig Liver Dis 2011；43：295-299

2 肠上皮化生

intestinal metaplasia

川村 昌司

解 说 ⋙ p39

图 1 *H.pylori* 阳性病例，肠上皮化生在内镜下表现为胃窦的灰白色隆起

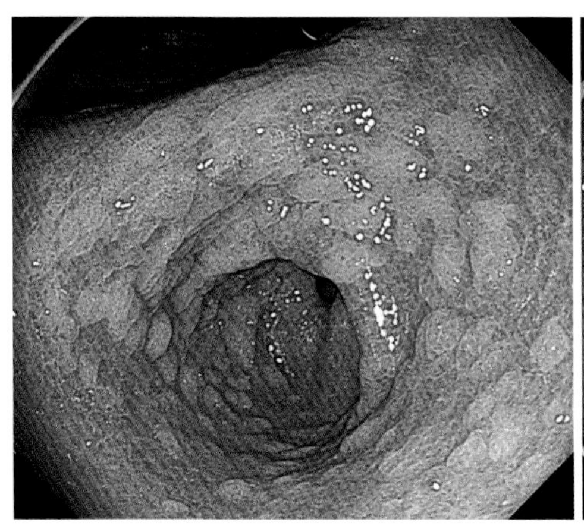

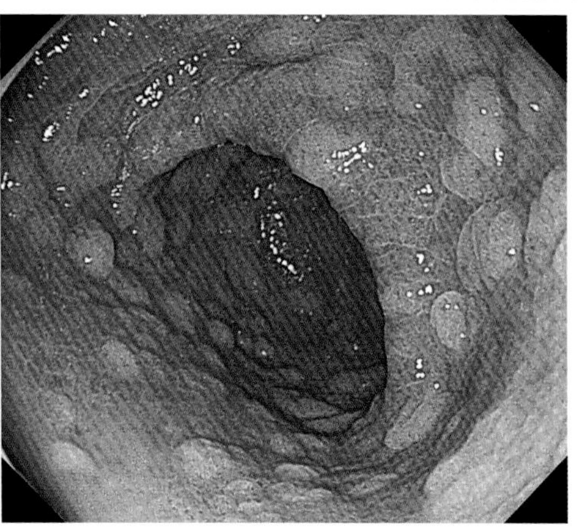

图 2 *H.pylori* 阳性病例，内镜下呈灰白色隆起的肠上皮化生的靛胭脂染色

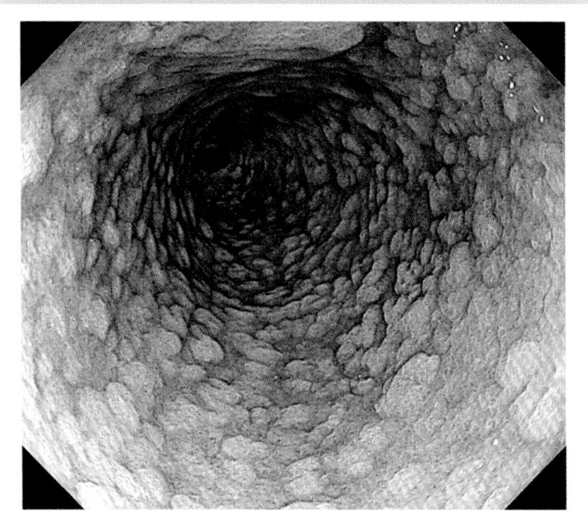

图 3　*H.pylori* 阳性病例胃窦体部见灰白色隆起

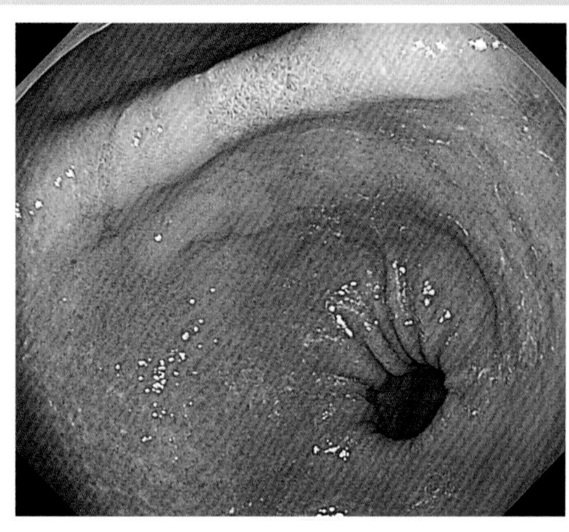

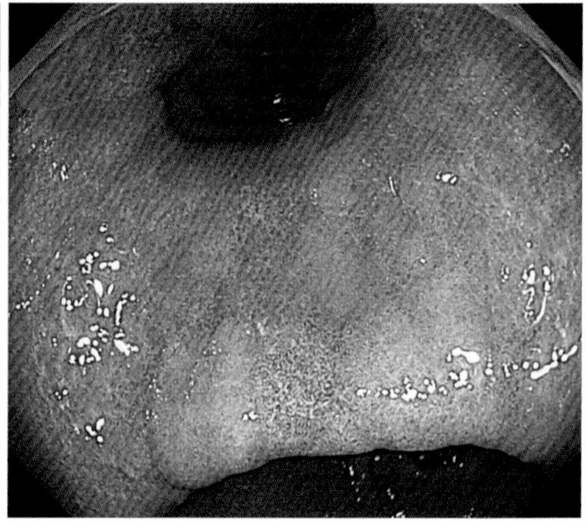

图 4　*H.pylori* 阳性病例胃窦体部见灰白色黏膜

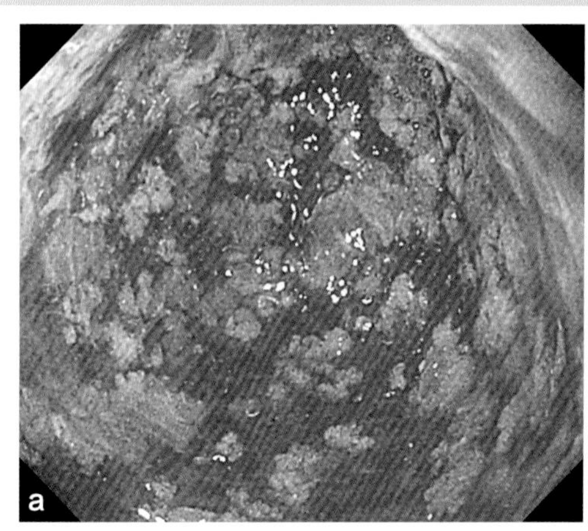

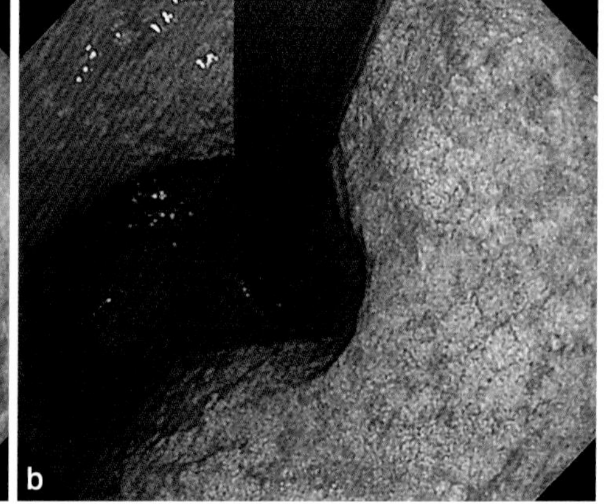

a：胃窦部见冰雹样颗粒状灰白色黏膜。
b：胃内见胆汁反流，灰白色黏膜范围扩大至胃体部。

图 5　*H.pylori* 阳性病例的胃窦部见呈石板状灰白色黏膜的肠上皮化生

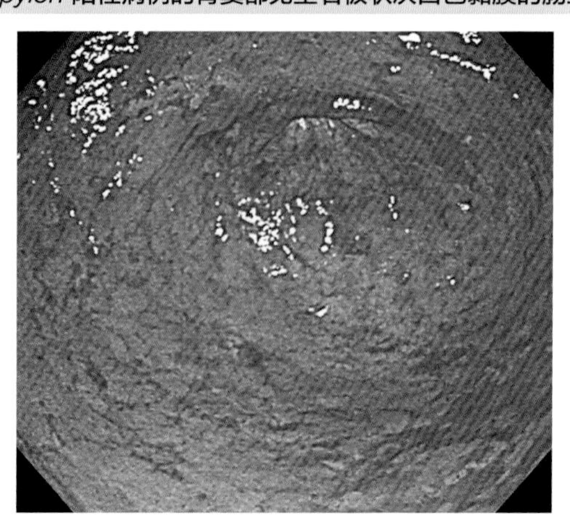

图 6 *H.pylori* 阳性病例胃体部见肠上皮化生

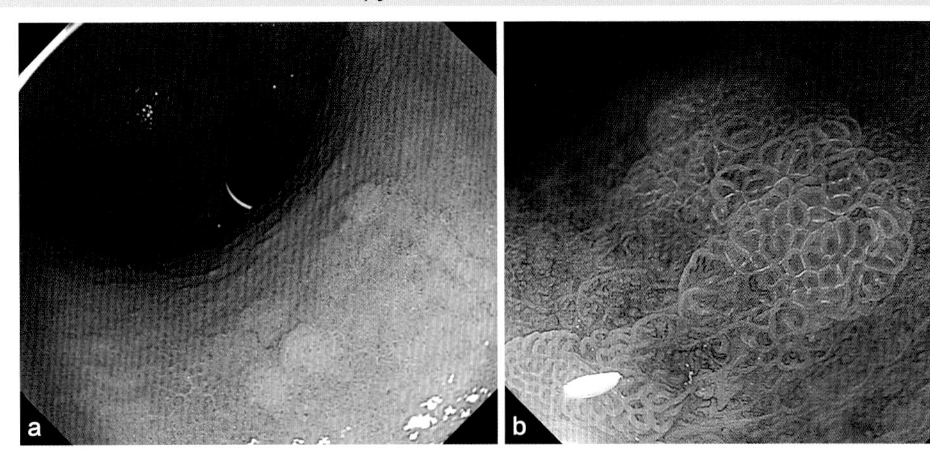

a：*H.pylori* 阳性病例胃体部见特异性肠上皮化生。
b：NBI 放大内镜观察见灰白色隆起部位的亮蓝冠。

图 7 伴 *H.pylori* 感染的慢性萎缩性胃炎见亮蓝冠

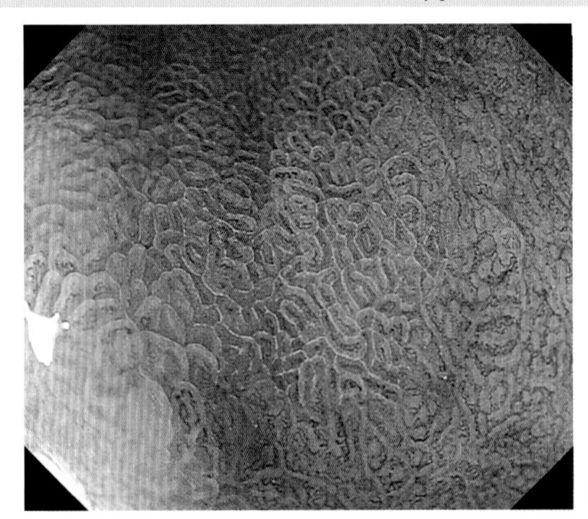

LBC 也见于灰白色隆起以外部分。

图 8 *H.pylori* 阳性病例的灰白色隆起部分的 NBI 放大内镜所见

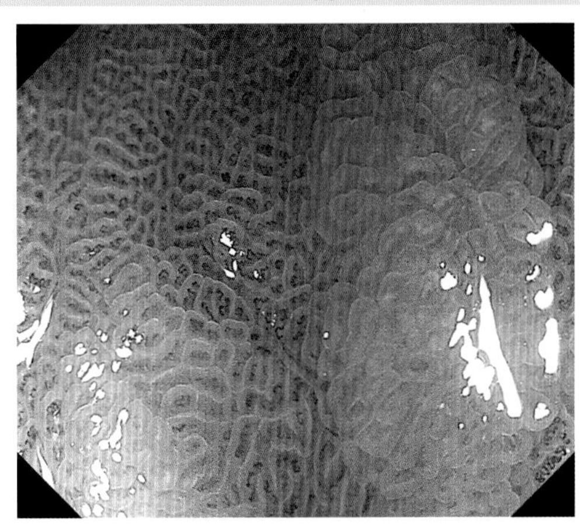

与灰白色隆起部分一致的窝间部可见白色不透明物质（white opaque substance，WOS）。

图9 非萎缩部（胃底）见小白色隆起

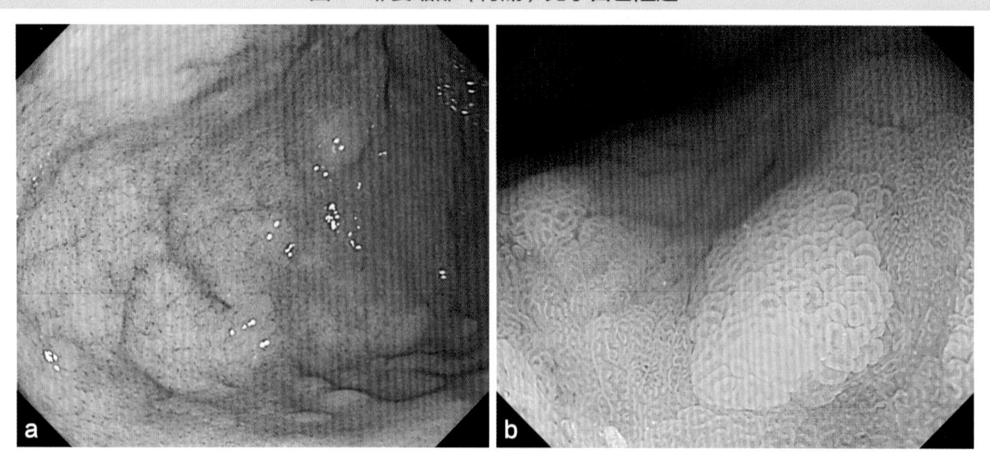

a：*H.pylori* 除菌后，非萎缩部（胃底）见小白色隆起。活检见小凹上皮增生。此类小白色隆起多见于服用 PPI（质子泵抑制剂）的患者。
b：抵近放大观察，可见完整的乳头状结构。

肠上皮化生

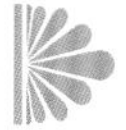

解 说

肠上皮化生的内镜所见是，伴随 *Hp* 感染所致慢性胃炎见到黏膜萎缩区域为中心的灰白色黏膜。内镜下肠上皮化生的典型表现为，主要位于幽门胃窦部的灰白色扁平隆起（横山·竹本等的特异型肠上皮化生）（图 1，图 2）。这种特异性肠上皮化生随着萎缩性胃炎的发展，也可散见于胃体部黏膜（图 3）。

一方面，内镜下肠上皮化生也可见到并不呈石板样、米粒散布型、米雪样颗粒型等典型扁平隆起表现的灰白色黏膜（图 4，图 5）。由于内镜下的肠上皮化生也可见于 *Hp* 除菌后的胃黏膜，故并非仅见于 *Hp* 感染中的病例，也见于既往 *Hp* 感染史的病例。

上述内镜下的灰白色部位，活检往往见到组织学肠上皮化生，因此将其作为肠上皮化生的内镜表现非常有用。然而，早就有报道认为灰白色以外的黏膜也可见到组织学上的肠上皮化生，因此，包括完全性、不完全性在内的所有组织学上的肠上皮化生，很难通过内镜观察加以诊断。

近年报道作为图像增强内镜（image enhanced endoscopy，IEE）的窄光谱（NBI）见到的胃黏膜上皮边缘的淡蓝色镶边（light blue crest，亮蓝冠），与组织学上的肠上皮化生有关（图 6，图 7）。另外，内镜下肠上皮化生的灰白色黏膜处，NBI 可见胃黏膜窝间部的白色不透明物质（WOS）（图 8）。今后，结合这些新认识，有望确立不输于美蓝染色的优异的肠上皮化生内镜诊断方法。

必须与内镜下灰白色肠上皮化生加以鉴别的扁平隆起病变有胃腺瘤，但特异性肠上皮化生的特征是胃窦部的多发病灶。在胃底、胃体部等内镜下的非萎缩区域，有时可见到小凹上皮增生形成的小白色隆起（图 9）。这类小白色隆起的特征是，见于 PPI（质子泵抑制剂）口服病例，与内镜下肠上皮化生相比，见于非萎缩黏膜，呈稀疏的小隆起。

文 献

[1] 横山 泉，竹本忠良，木村 健：腸上皮化生の内視鏡診断. 胃と腸 1971；6：869-874

[2] Kaminishi M, Yamaguchi H, Nomura S, et al：Endoscopic classification of chronic gastritis based on a pilot study by the Research Society for Gastritis. Dig Endosc 2002；14：138-151

[3] Uedo N, Ishihara R, Iishi H, et al：A new method of diagnosing gastric intestinal metaplasia：narrow-band imaging with magnifying endoscopy. Endoscopy 2006；38：819-824

[4] Yao K, Iwashita A, Tanabe H, et al：White opaque substance within superficial elevated gastric neoplasia as visualized by magnification endoscopy with narrow-band imaging：a new optical sign for differentiating between adenoma and carcinoma. Gastrointest Endosc 2008；68：574-580

[5] Suzuki S, Suzuki H, Endo M, et al：Endoscopic dyeing method for diagnosis of early cancer and intestinal metaplasia of the stomach. Endoscopy 1973；5：124-129

3 弥漫性发红

diffuse redness

寺尾　秀一

解　说 ⋙ p44

图 1　弥漫性发红（胃体大弯侧）

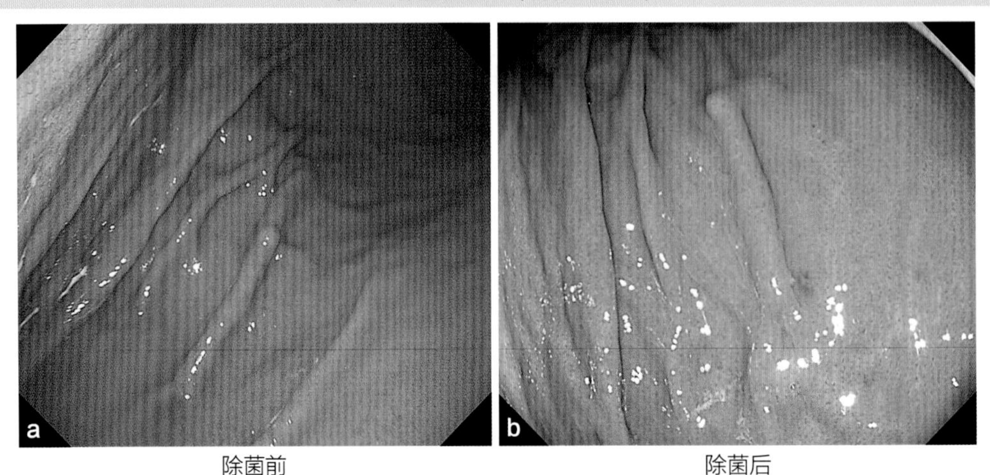

除菌前　　除菌后

弥漫性发红指的是连续的、具有一定范围的均匀发红。该病例在除菌前可见胃体大弯侧几乎全部视野的弥漫性发红。*Hp* 除菌后发红消失。

图 2　弥漫性发红（胃体大弯抵近观察）

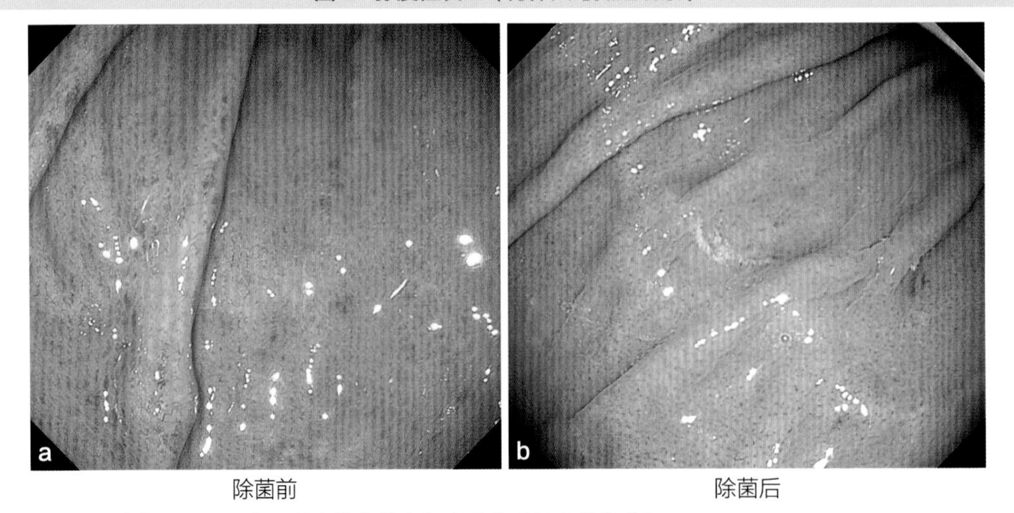

除菌前　　除菌后

图 1 同一病例的抵近观察。并存的点状发红在除菌后仍有部分残留。

图 3 弥漫性发红（胃体下部前壁腺分界附近）

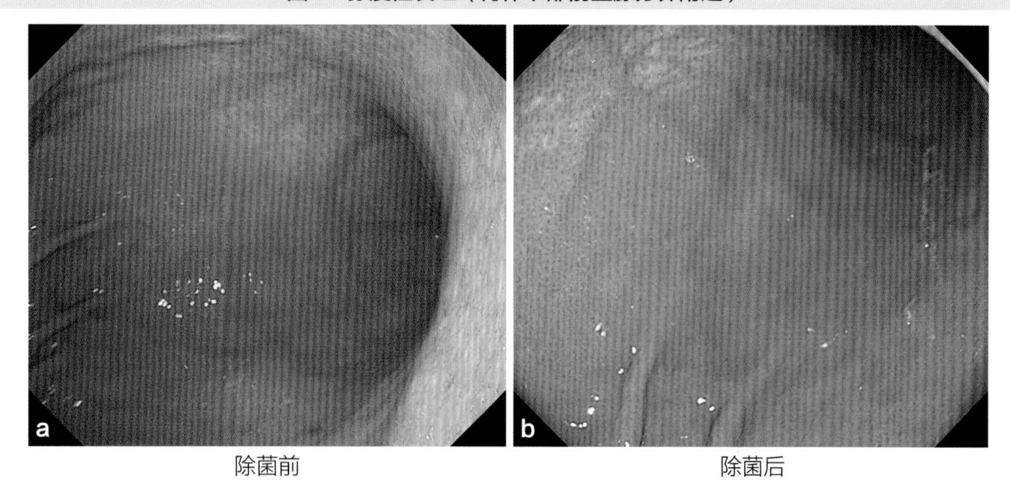

除菌前 除菌后

与图 1 为同一病例。*Hp* 除菌后，弥漫性发红消退、减轻，比较萎缩区域与非萎缩区域，对于内镜下的腺边界部更容易辨别。

图 4 弥漫性发红的不均匀消退、减轻

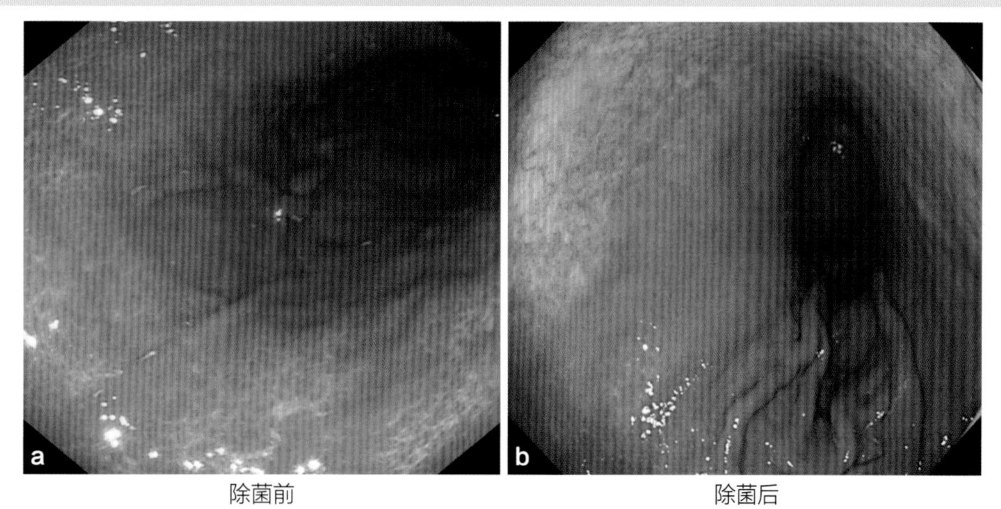

除菌前 除菌后

Hp 除菌成功后，弥漫性发红并非均匀减轻、消失，有时可表现为连续的、渐进性发红减轻的特征性内镜表现，如图 4b 所示。

图 5 弥漫性发红的抵近观察及 NBI 放大像

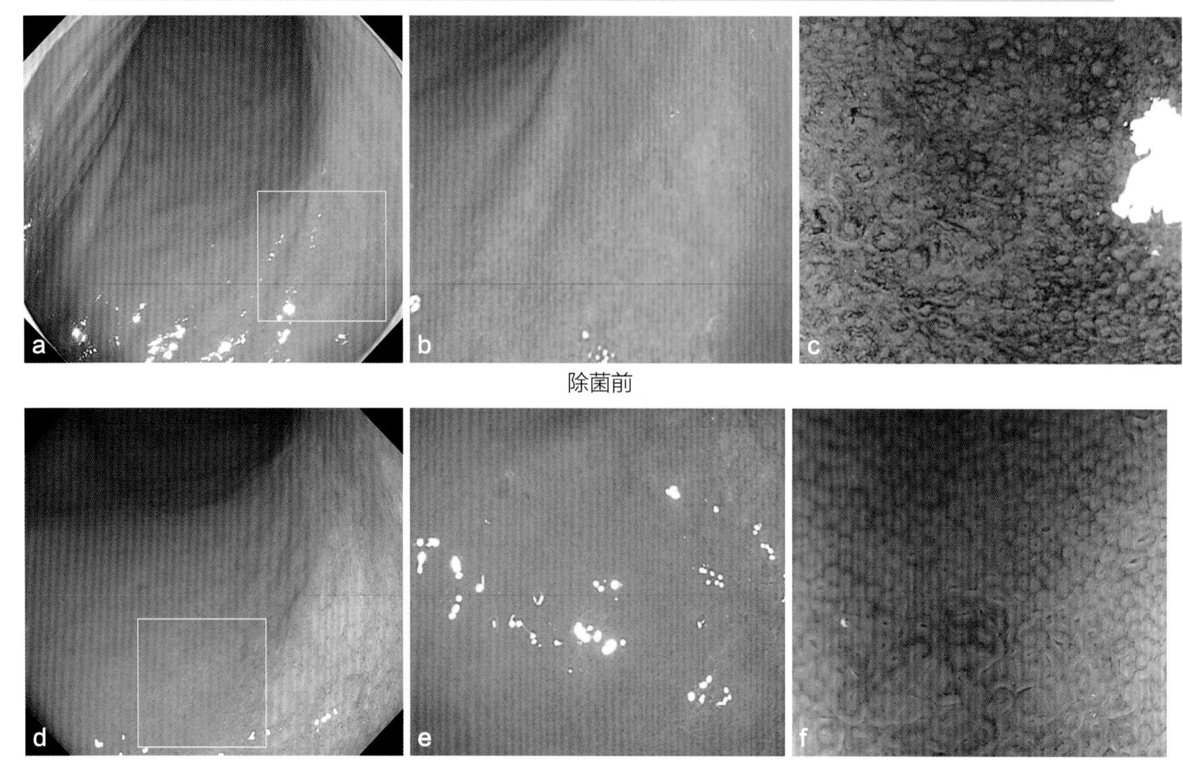

除菌前

除菌后

伴溃疡瘢痕病例的 *Hp* 除菌前（**a～c**）、除菌后 3 个月（**d～f**）。

俯瞰像（**a**，**d**）：除菌前整个视野可见弥漫性发红，除菌后消失。

抵近观察像（**b**，**c**）：俯瞰像方框内区域。

NBI 放大观察像（**e**，**f**）：NBI 对比观察，除菌前胃底腺的腺管结构紊乱、腺管密度减低、上皮下可见较多毛细血管；除菌后，腺管开口部形态恢复，腺管密度增高，根据白区扩大可知毛细血管减少。（**c**：结构调强 A3，色彩调强 1；**f**：结构调强 A1，色彩调强 1）

图 6　图像增强的影响

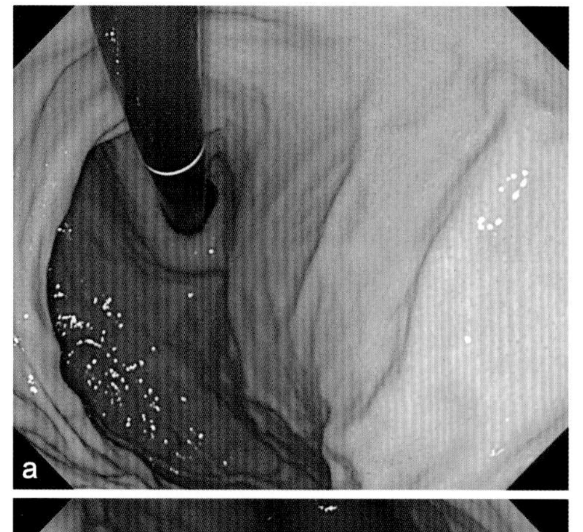

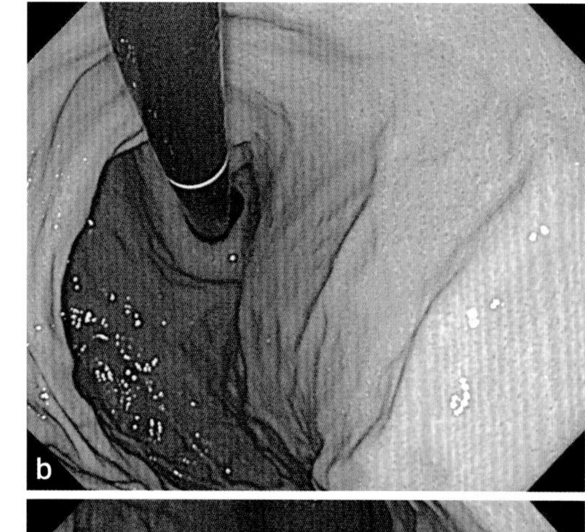

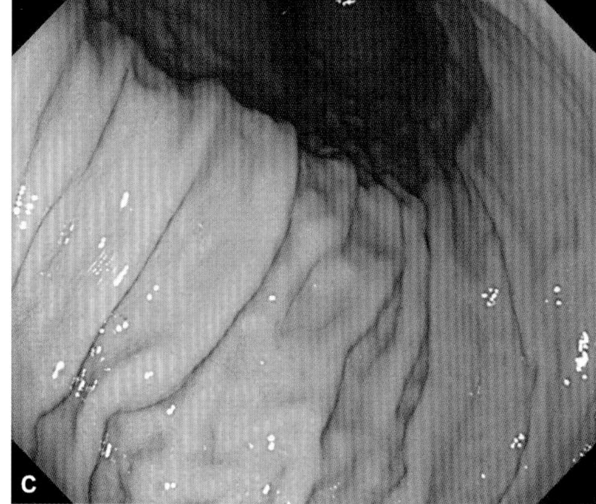

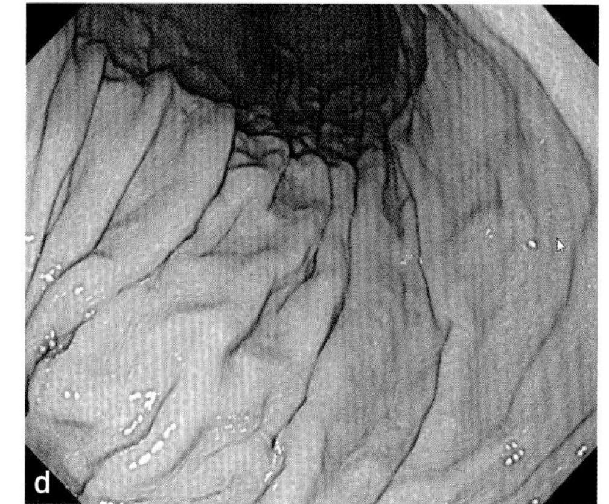

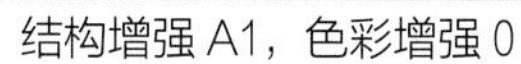
结构增强 A1，色彩增强 0

结构增强 A8，色彩增强 0

该患者 *Hp* IgG 抗体 34U/mL，PG Ⅰ 43.7ng/mL，PG Ⅱ 12.5ng/mL，PG Ⅰ / Ⅱ 3.5，相当于 ABC 风险健康检查的 B 类（13C–UBT 36.5‰）。虽可见到非常轻微的皱襞肿大、蛇行，但无鸡皮样所见，也无萎缩性改变及肠上皮化生所见（C–1）。对于这类患者，弥漫性发红几乎是 *Hp* 感染唯一的诊断依据。

结构增强 A1（**a**，**c**）可诊断为弥漫性发红为轻度阳性，但如结构增强设定过度（**b**，**d**），则可见到多发的点状发红样表现。读片会诊时，有医生诊断为“RAC 阳性，怀疑无 *Hp* 感染”。

弥漫性发红

解 说

弥漫性发红（diffuse redness）主要观察胃体部的非萎缩性黏膜，指的是连续的、具有一定范围的均匀黏膜发红（图1，图2）。弥漫性发红与黏膜肿胀一样，是 *Hp* 感染性胃炎（感染期）的基本表现，与 *Hp* 感染导致的中性粒细胞、单核细胞浸润程度具有明显相关性。弥漫性发红在 *Hp* 除菌后可消失或减轻。这种变化在除菌后3个月左右的较短时间内即可见到（图5），且除菌后很长时间也不会改变。

能仅凭除菌后内镜表现积极诊断“弥漫性发红的消退、减轻”无疑最好，但发红的程度有时受各单位内镜或显示器设定的影响。但是，仅凭除菌后的内镜像，根据弥漫性发红的不均匀减轻、消失，以至于发红的不同程度（图4b），与腺边界附近的萎缩区域黏膜的色调进行比较（图3b），有时可得出客观的指标。另外，内镜的结构增强如设定过度，弥漫性发红可呈微小“点状发红”的集合体，导致难以正确评价（图6）。

文 献

[1] 井田和徳，松本尚之，内山和彦，他：*Helicobacter Pylori* 除菌前後における胃粘膜の内視鏡像の変化—短期経過例．胃と腸 1998；33：1115-1121

[2] Nomura S, Terao S, Adachi K, et al：Endoscopic diagnosis of gastric mucosal activity and inflammation. Dig Endosc 2013；25：136-146

[3] Kato M, Terao S, Adachi K, et al：Changes in endoscopic findings of gastritis after cure of *H. pylori* infection：multicenter prospective trial. Dig Endosc 2013；25：264-273

[4] 寺尾秀一，西澤昭彦，田村 勇，他：*H. pylori* 除菌後10年以上観察例における *H. pylori* 胃炎除菌後内視鏡像の検討および除菌直後と10年以上経過時点でのNBI拡大像の比較．消化器内科 2013；57：111-118

4 点状发红

spotty redness

寺尾 秀一

解 说 p47

图 1 点状发红

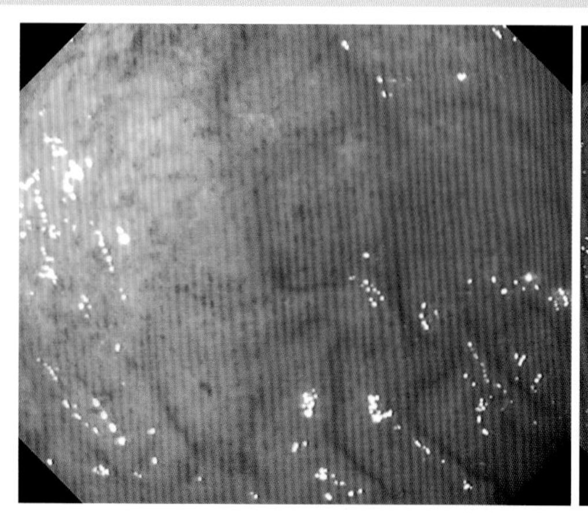

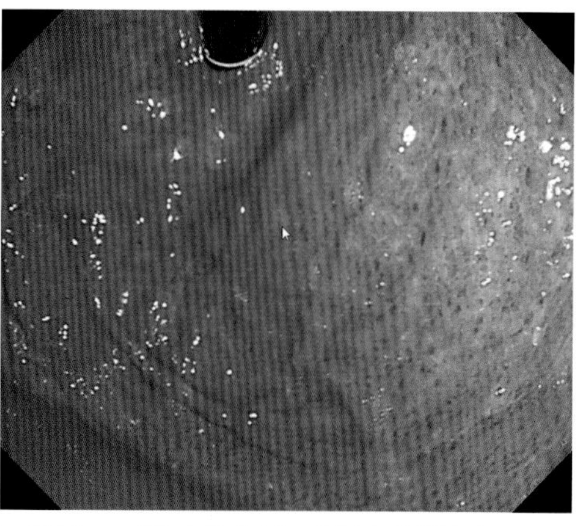

点状发红指大小、形状不规则的发红，无凹凸不平。见于 *Hp* 感染中的病例，背景为弥漫性发红，主要出现在胃体部至胃底部。

图 2 点状发红的除菌后变化（1）

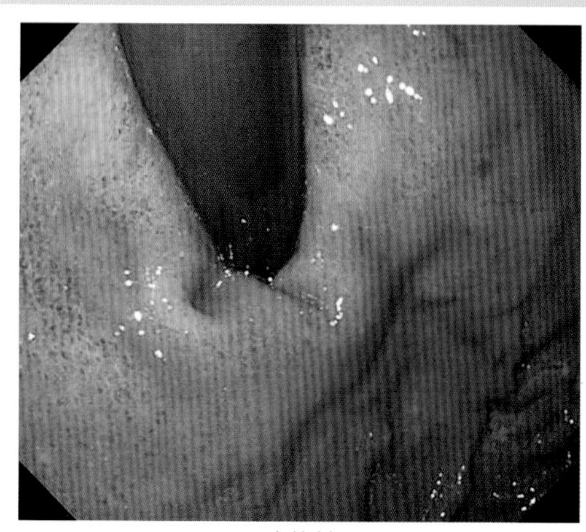

除菌前

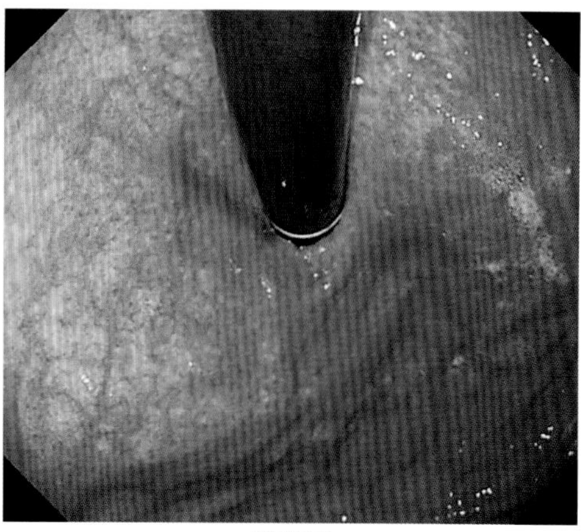

除菌后

点状发红多在 *Hp* 除菌后消失、减轻。该患者可见弥漫性发红消失，黏膜肿胀减轻。

图3 点状发红的除菌后变化（2）

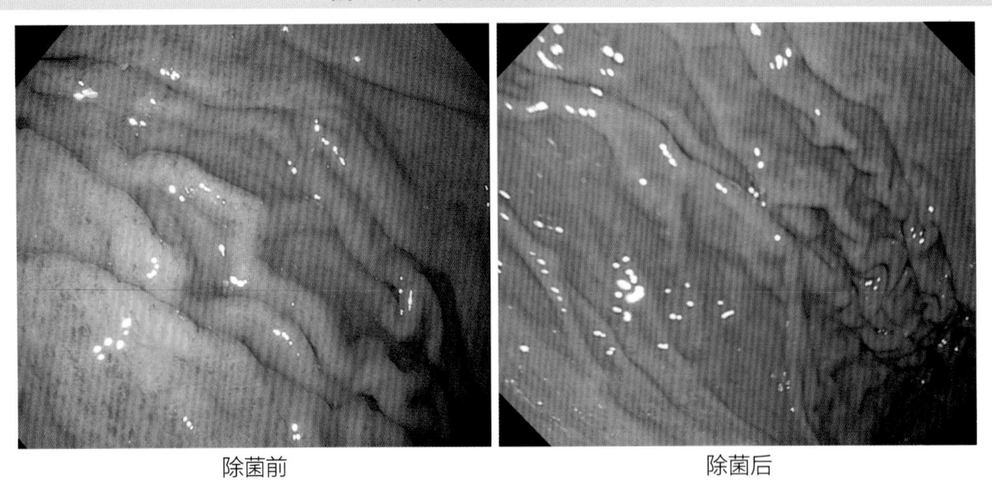

除菌成功后，点状发红多与弥漫性发红一道消失。该患者的皱襞肿大、黏膜水肿表现也减轻。

图4 门脉高压胃病所见类似表现

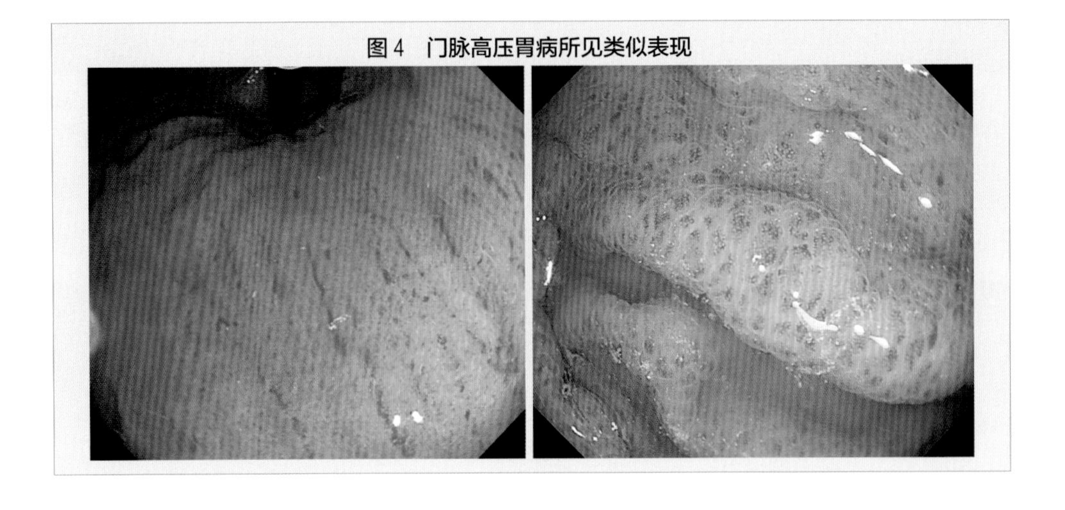

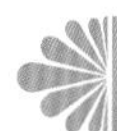

点状发红

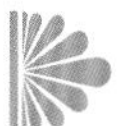

解 说

点状发红（spotty redness）是指大小、形状不规则的，没有凹凸改变的发红。通常见于 *Hp* 感染性胃炎（现感染），背景为弥漫性发红，主要出现胃体部至胃底部（图 1，图 2）。*Hp* 除菌成功后，点状发红多消失、减轻。图 2、图 3 所示病例中，除菌后点状发红消退，同时尚可见到弥漫性发红消失，黏膜肿胀、皱襞肿大，黏膜水肿改变减轻。在与 *Hp* 感染无关的门脉高压胃病中，也可见到类似点状发红的表现，必须注意（图 4）。

另外，与点状发红需要严格鉴别的表现有地图状发红等。地图状发红通常在 *Hp* 感染除菌成功后显现出来，不同于点状发红，微微凹陷，呈斑状、地图状、类圆形小凹陷等多种形态（参照 p90，18 地图状发红）。需要注意的是，内镜设定中如果结构增强设定过度，弥漫性发红可表现为大量点状发红的集合，导致判断错误，需引起注意（图 1～图 4 为结构增强 A1，色彩增强 0）。

文 献

[1] Nomura S, Terao S, Adachi K, et al：Endoscopic diagnosis of gastric mucosal activity and inflammation. Dig Endosc 2013；25：136-146

[2] Kato M, Terao S, Adachi K, et al：Changes in endoscopic findings of gastritis after cure of *H. pylori* infection：multicenter prospective trial. Dig Endosc 2013；25：264-273

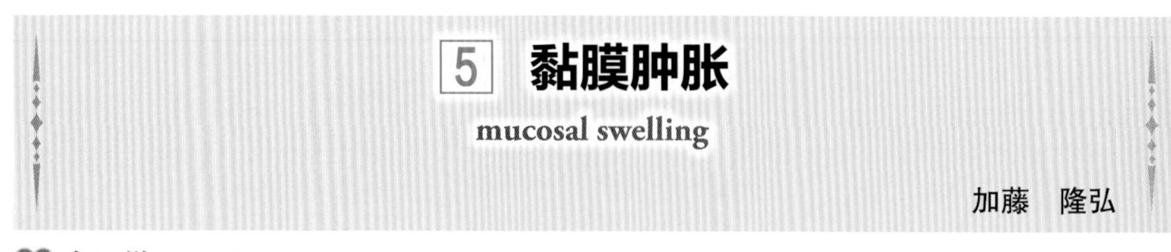

5 黏膜肿胀

mucosal swelling

加藤 隆弘

解 说 ⋙ p50

图1 无 *Hp* 感染的胃黏膜未见黏膜肿胀

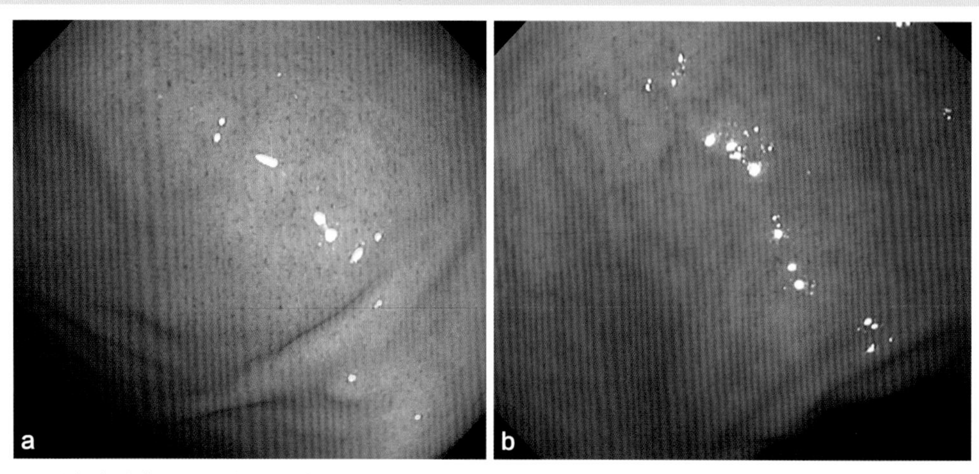

a：胃底腺黏膜。**b**：幽门腺黏膜。

图2 *Hp* 现感染的胃底腺黏膜见黏膜肿胀与小区肿大

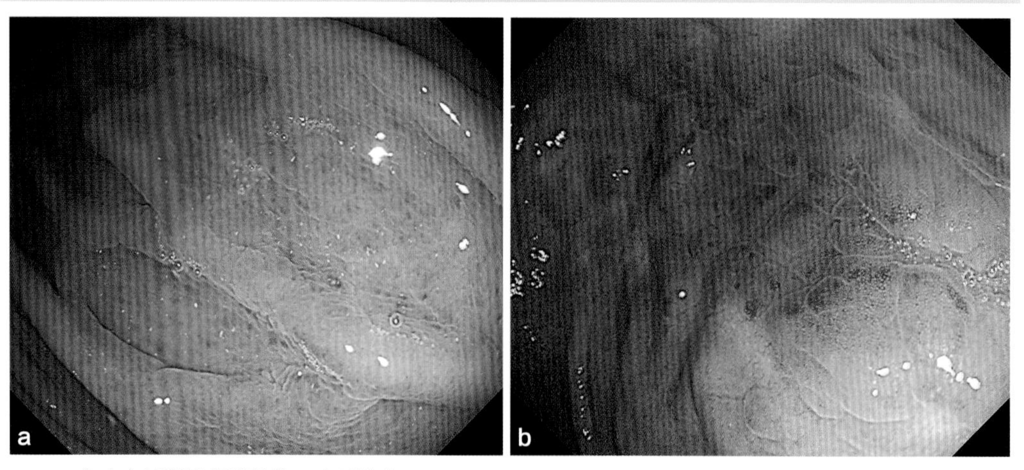

a，b：白光内镜所见黏膜肿胀、小区肿大。

图2 接上页 *Hp* 现感染的胃底腺黏膜见黏膜肿胀与小区肿大

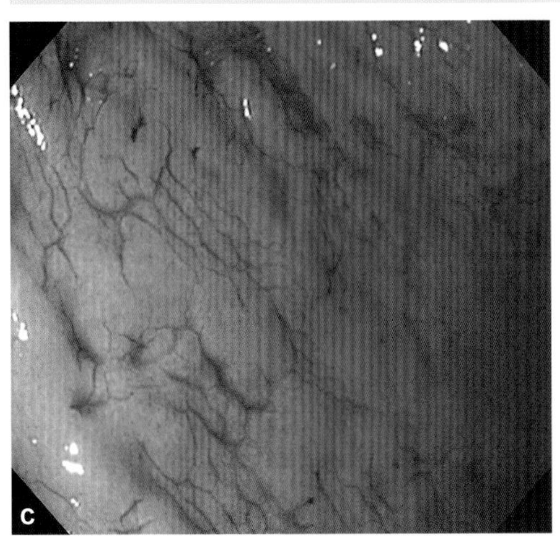

c：染色法所见小区肿大。

图3 *Hp* 现感染幽门腺黏膜可见黏膜肿胀与小区肿大

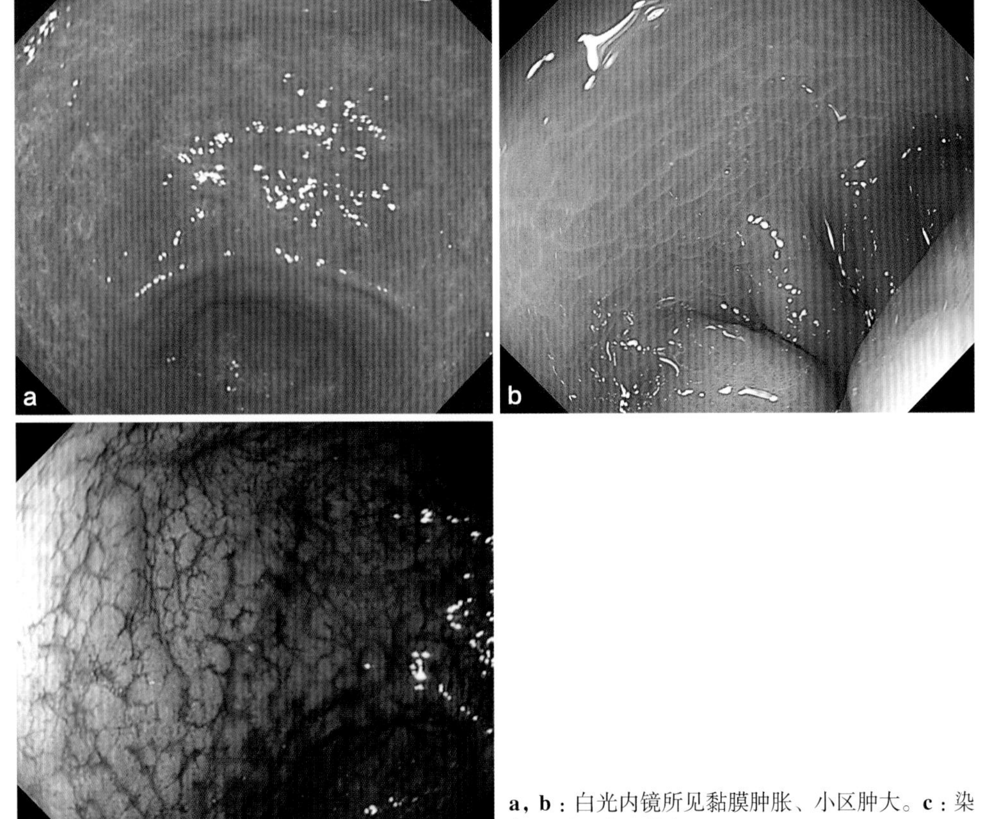

a，b：白光内镜所见黏膜肿胀、小区肿大。**c**：染色法所见小区肿大。

图4 黏膜肿胀的组织学表现

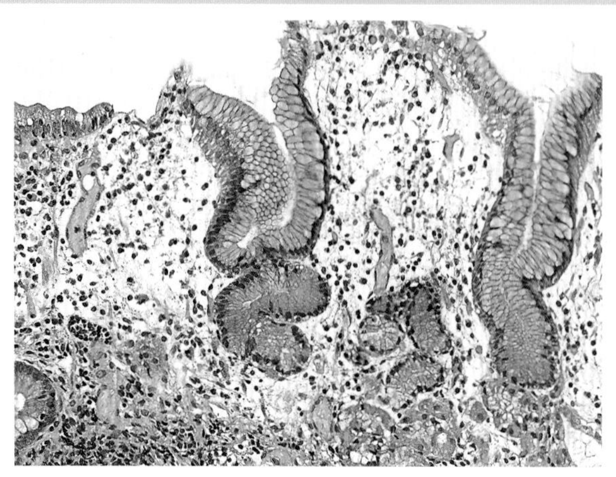

主要见黏膜炎症细胞浸润与水肿。

黏膜肿胀

解 说

黏膜肿胀（mucosal swelling）不见于无 *Hp* 感染的胃黏膜（图1），是 *Hp* 现感染胃黏膜的重要内镜表现（图2a、b，图3a、b）。内镜下的黏膜肿胀在组织学上主要呈黏膜炎症细胞浸润与水肿（图4）。黏膜肿胀在胃底腺黏膜区域为感觉柔、厚的黏膜，有时可见肿大小区的黏膜凹凸。幽门腺黏膜在普通内镜下往往难以识别小区结构，黏膜的柔软、增厚、凹凸可以辨别，色素内镜可如胃底腺黏膜一样（图2c），清晰显示小区结构（图3c），对判断黏膜肿胀非常有用。

【附记】**胃小区**

小区结构在色素内镜下更加清晰，*Hp* 现感染胃黏膜所见小区肿大可见小区间沟变窄，小区表面紧满。而无 *Hp* 感染的胃黏膜小区则无紧满感及肿大，轮廓也呈锯齿状。

文 献

[1] Kato T, Yagi N, Kamada T, et al：Diagnosis of *Helicobacter pylori* infection in gastric mucosa by endoscopic features：a multicenter prospective study. Dig Endosc 2013；25：508-518

[2] Nomura S, Terao S, Adachi K, et al：Endoscopic diagnosis of gastric mucosal activity and inflammation. Dig Endosc 2013；25：136-146

[3] 井田和徳，黒田雅昭，坪井寿人，他：*H. pylori* 感染の内視鏡による総合診断．臨牀消化器内科 2001；16：1539-1546

6 皱襞肿大、蛇行

enlarged fold, tortuous fold

山地 裕　　平田 喜裕

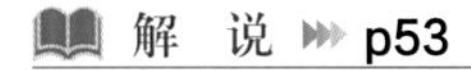

解 说 ▶▶ p53

图 1　皱襞肿大、蛇行（1）

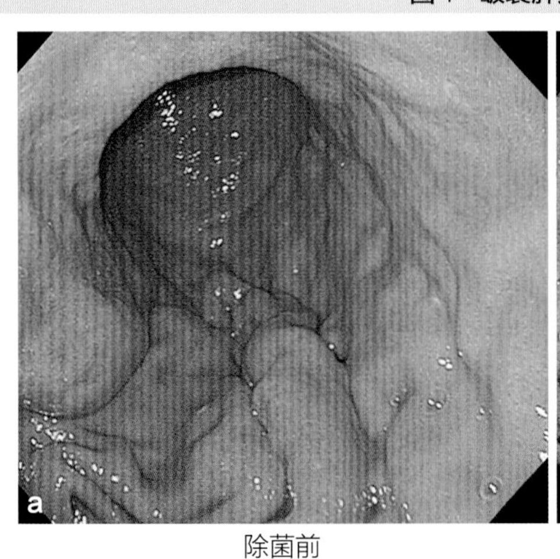

除菌前

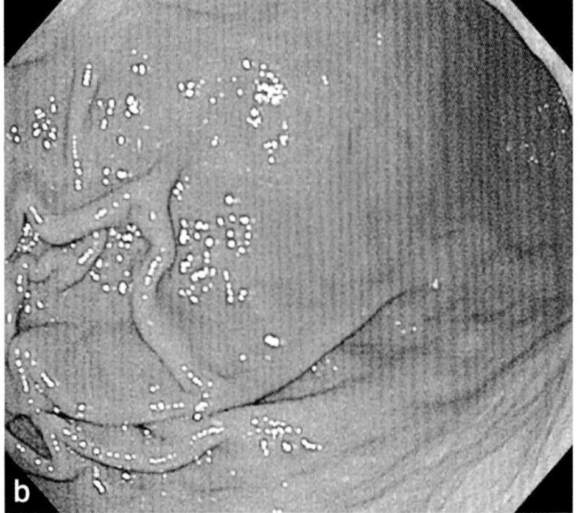

除菌后

a：可见大范围皱襞扭曲，黏膜明显发红。
b：*Hp* 除菌后，上述表现全部减轻。

图 2　皱襞肿大、蛇行（2）

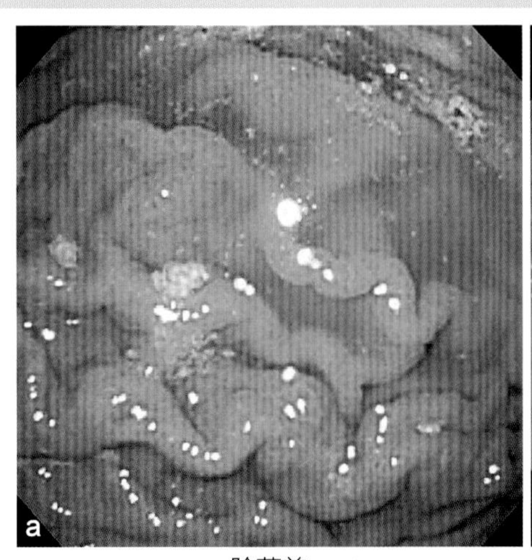

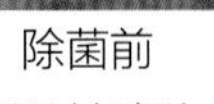

除菌前

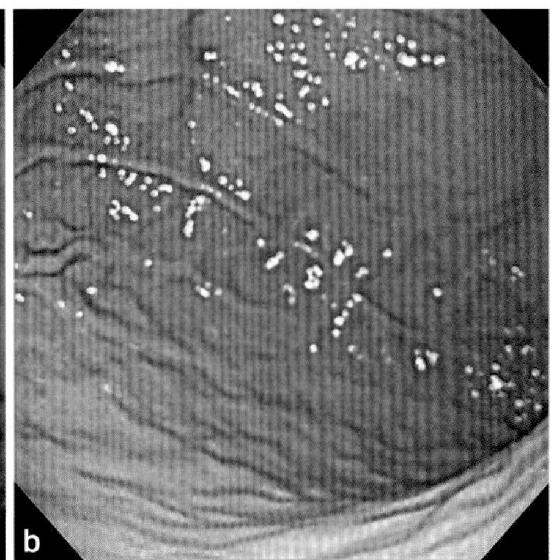

除菌后

a：与图 1 一样，可见皱襞肿大、蜿蜒。
b：*Hp* 除菌后，上述表现减轻、消失。

图3 皱襞肿大、蛇行（3）

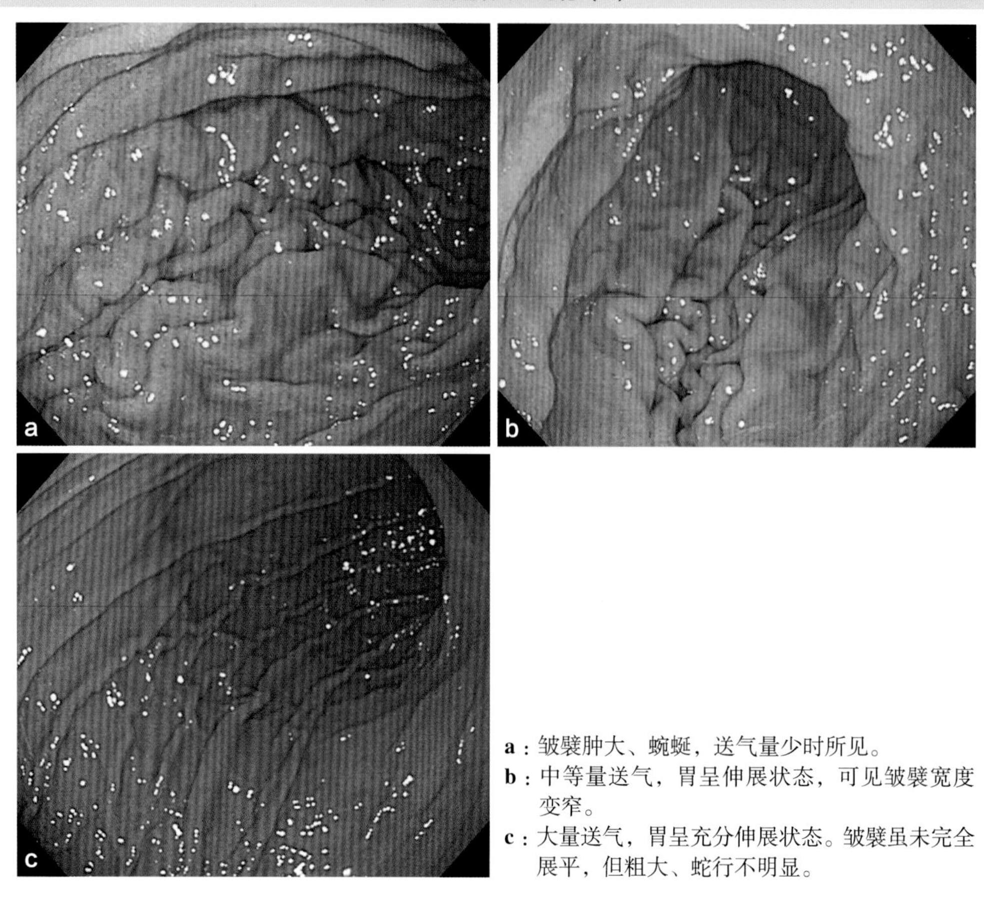

a：皱襞肿大、蜿蜒，送气量少时所见。
b：中等量送气，胃呈伸展状态，可见皱襞宽度变窄。
c：大量送气，胃呈充分伸展状态。皱襞虽未完全展平，但粗大、蛇行不明显。

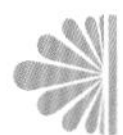

皱襞肿大、蛇行

解 说

根据日本消化内镜学会发行的《消化内镜用语集》，巨大皱襞（giant fold，giant ruga）是大范围的扭曲的脑回状皱襞，但并无明确标准。

在《胃与肠》杂志的用语集中，巨大皱襞的解释是“无明确的定义，指的是肿大、扭曲蜿蜒的皱襞，皱襞间沟变窄，如扭曲蛇行明显，可呈脑回样表现。X 线检查是，气钡双重造影使胃壁适度伸展，宽度超过 10mm 的皱襞诊断为巨大皱襞，或内镜下充分送气后仍可见到的肿大皱襞为巨大皱襞”。

悉尼系统中，对于皱襞增生（rugal hyperplasia，fold enlargement）的描述是“送气后不变平或仅部分变平的皱襞”，对于皱襞增大的定义是“厚 5mm 的为轻度增大，5 ~ 10mm 的为中度增大，超过 10mm 的为重度增大”。

在内镜诊断中，诊断要点是乍看是明显的增粗、蛇行皱襞，送气后皱襞不消失。然而，因送气量的不同，皱襞的粗细可发生明显变化（图 3），而且在除菌后，可见同样的送气量，皱襞可明显变细（图 1b，图 2b）。

横断面及纵向研究显示，皱襞肿大、蛇行是未分化胃癌的危险因素。然而，皱襞肿大的定义有点儿主观，其自然史也不明确，在本分类被广泛应用的过程中，今后应积极地进一步探讨、明确。

文 献

[1] 日本消化器内視鏡学会用語委員会 編：消化器内視鏡用語集(第 3 版). 2011, 医学書院, 東京
[2] 浜田　勉：巨大皺襞（giant fold, giant rugae). 胃と腸　2012；47（増刊 図説 胃と腸用語集 2012）：690
[3] Tytgat GN：The Sydney System：endoscopic division. Endoscopic appearances in gastritis/duodenitis. J Gastroenterol Hepatol　1991；6：223-234
[4] Nishibayashi H, Kanayama S, Kiyohara T, et al：Helicobacter pylori-induced enlarged-fold gastritis is associated with increased mutagenicity of gastric juice, increased oxidative DNA damage, and an increased risk of gastric carcinoma. J Gastroenterol Hepatol　2003；18：1384-1391
[5] 渡邉実香, 加藤　順, 榎本祥太郎, 他：胃癌リスク診断の検診への応用と課題　(4) 未分化型胃癌発生ハイリスク群を巡って. 臨牀消化器内科　2013；28：1161-1167

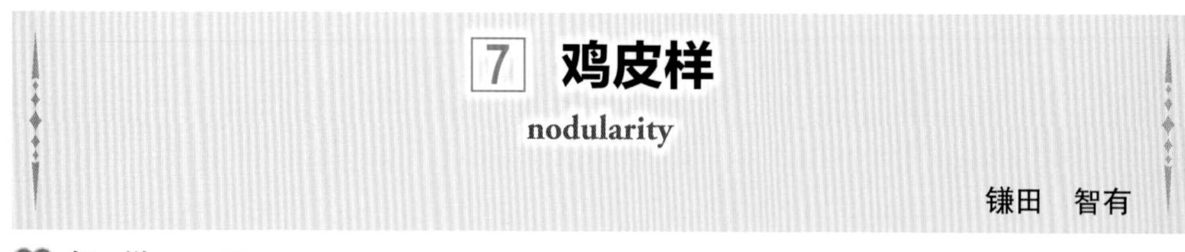

7 鸡皮样

nodularity

镰田　智有

解　说 ⏩ p58

图1　鸡皮样（1）

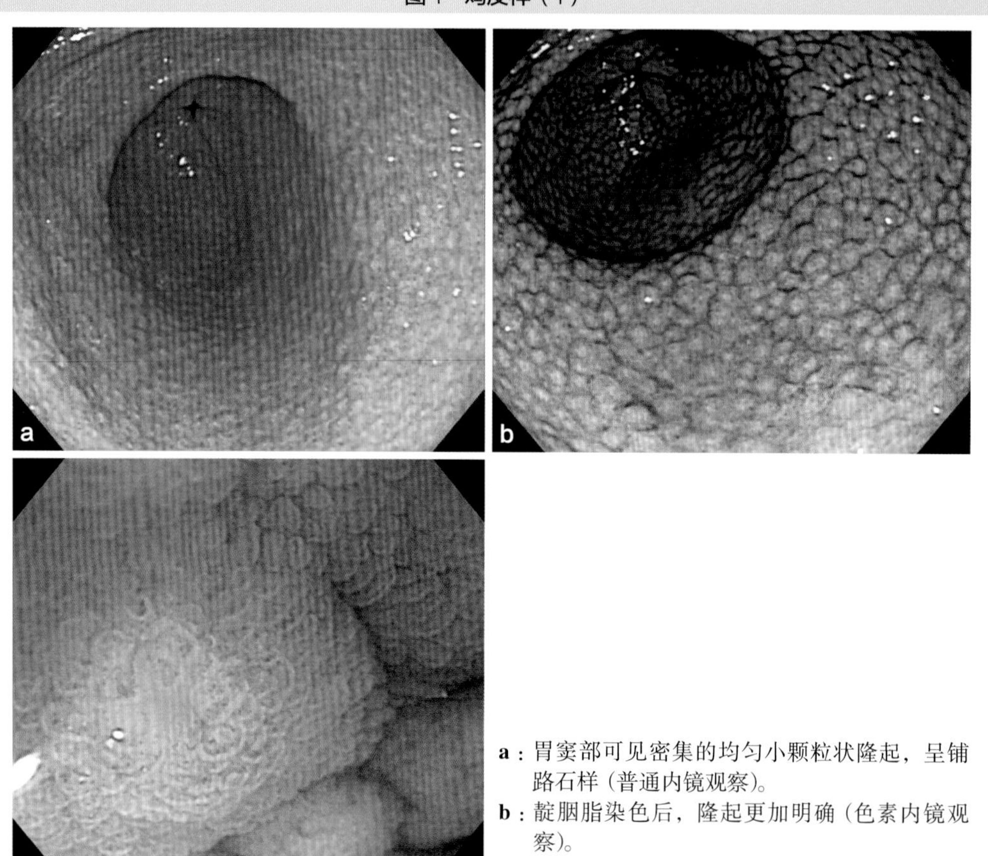

a：胃窦部可见密集的均匀小颗粒状隆起，呈铺路石样（普通内镜观察）。
b：靛胭脂染色后，隆起更加明确（色素内镜观察）。
c：隆起的中央可见白色凹陷（放大内镜观察）。

图2　鸡皮样（2）

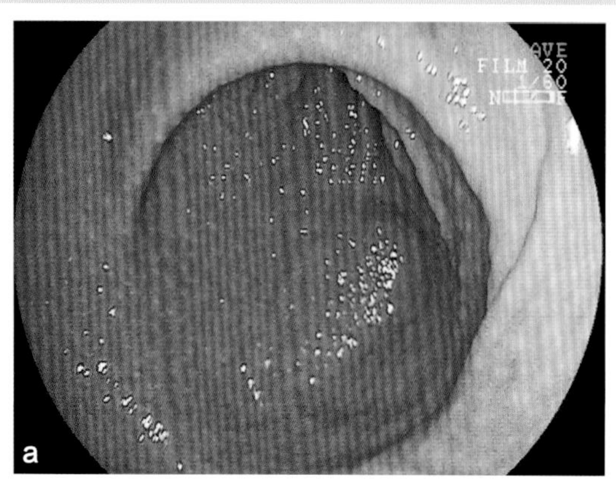

a：胃窦部可见小颗粒状隆起（普通内镜观察）。

图2接上页 鸡皮样（2）

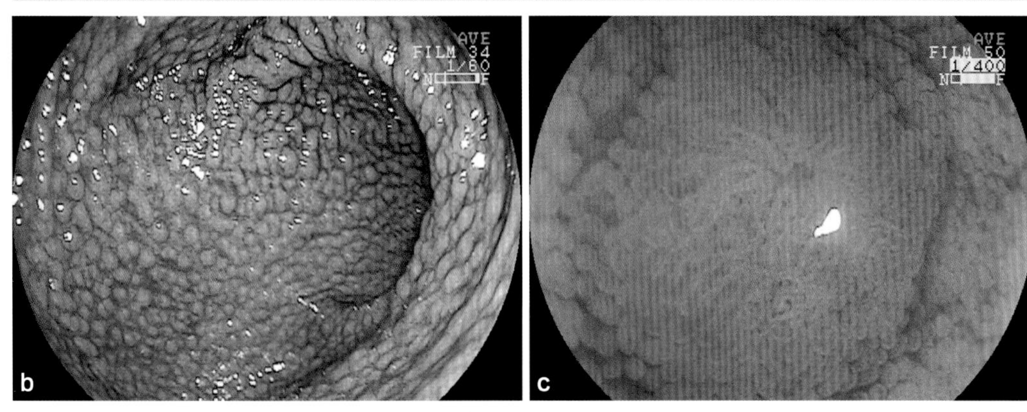

b：靛胭脂染色后，隆起更加明确（色素内镜观察）。
c：隆起的中心可见白色凹陷（放大内镜观察）。

图3 鸡皮样（3）

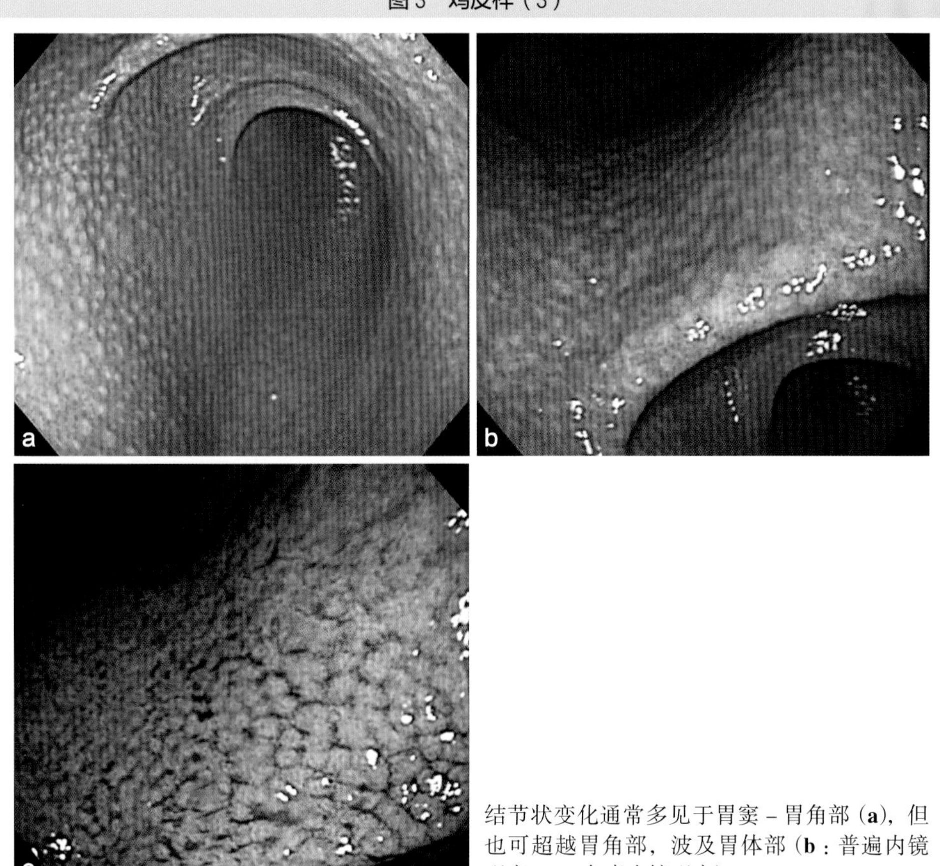

结节状变化通常多见于胃窦 - 胃角部（**a**），但也可超越胃角部，波及胃体部（**b**：普遍内镜观察。**c**：色素内镜观察）。

图4 鸡皮样（4）

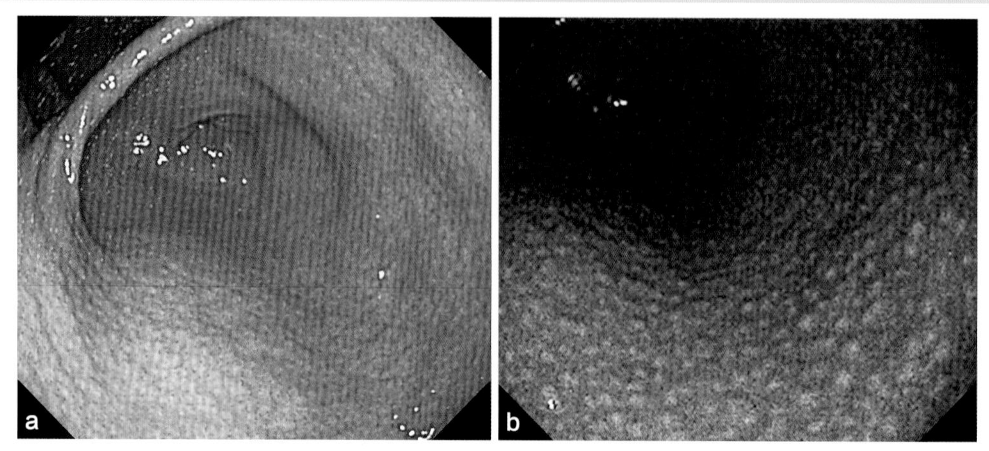

a：胃窦部可见小颗粒状隆起（普通内镜观察）。
b：NBI 观察可见白色调的小颗粒状隆起更加清晰（NBI 观察）。

图5 细径内镜观察的鸡皮样内镜表现

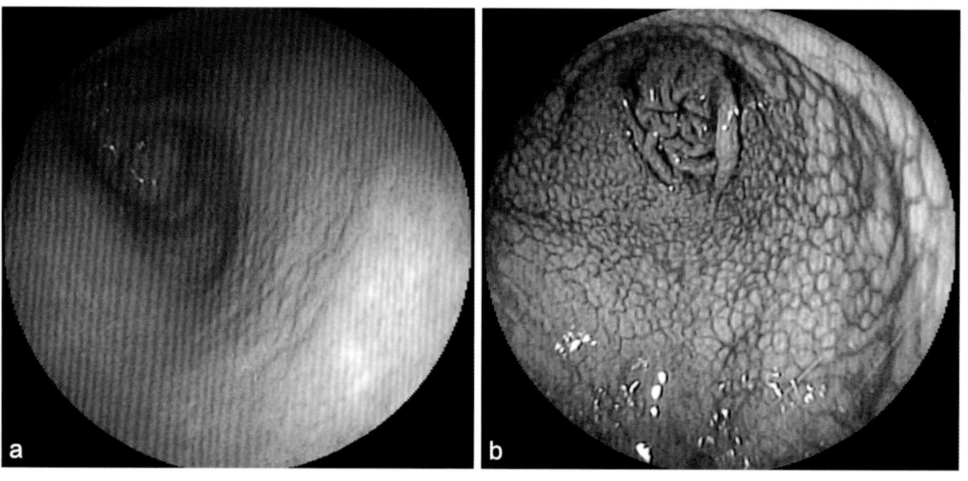

a：普通内镜观察。**b**：色素内镜观察。
细径内镜也可诊断鸡皮样胃炎。

图6 鸡皮样胃黏膜的活检病理组织像（HE 染色）

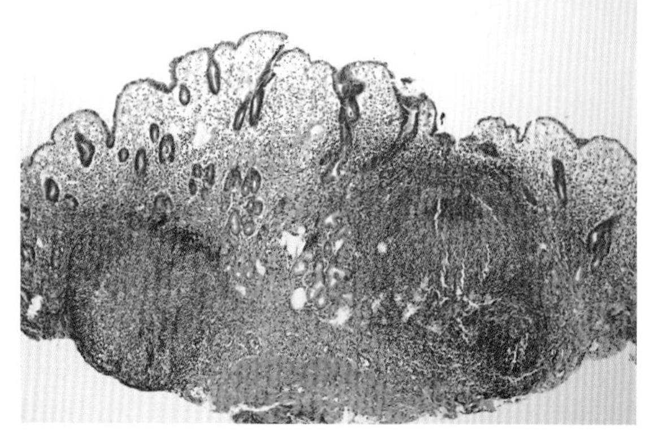

典型的鸡皮样胃炎的组织像是大量炎症细胞浸润及见到具有生发中心的大型淋巴滤泡。

图 7 鸡皮样除菌前后的内镜像

除菌前

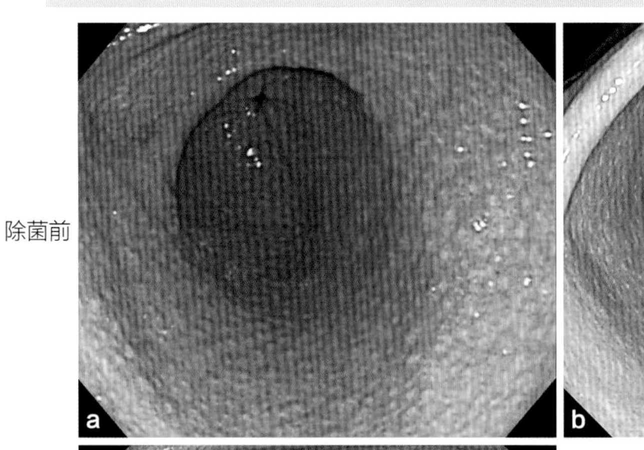

除菌
1 年后

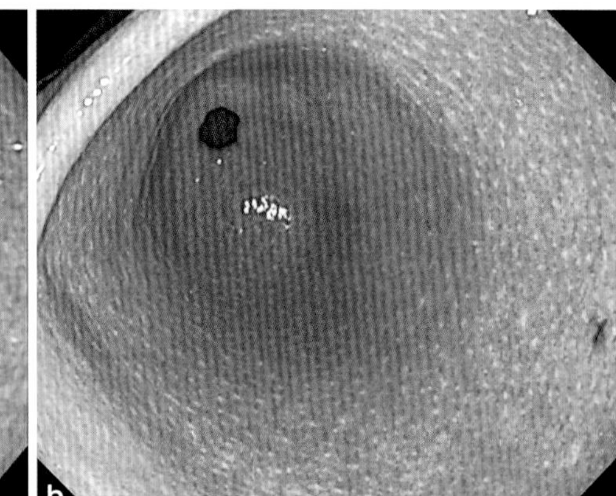

除菌
5 年后

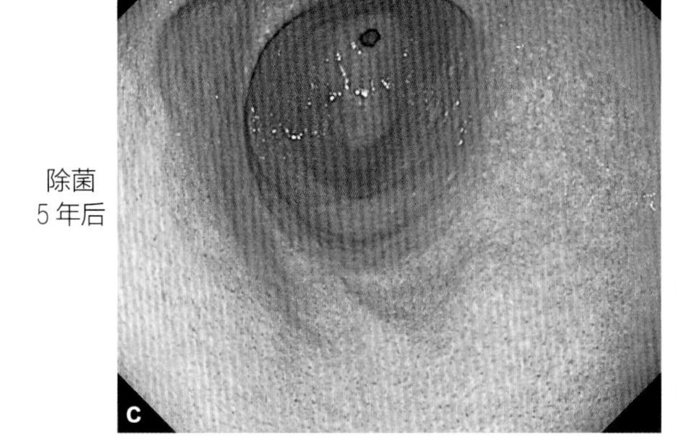

a： 胃窦部可见小颗粒状隆起（除菌前）。
b： 小颗粒状隆起变平，但仍有白点残留（除菌 1 年后）。
c： 小颗粒状隆起消失，称为萎缩样黏膜（除菌 5 年后）。

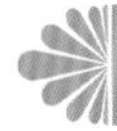

鸡皮样

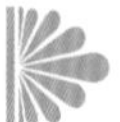

解 说

如同拔毛后的鸡皮一样，胃黏膜见到密集的均一小颗粒状隆起称为“鸡皮状胃黏膜”，多见于胃角及胃窦部（图1～图5）。一直以来，以为这是多见于幼年女性的生理现象，病理意义不大，但随后的研究发现，鸡皮样胃炎是初次感染 *Hp* 导致的过度免疫应答所致，是好发于 *Hp* 感染阳性儿童及年轻人的一种胃炎形态。而且，有鸡皮样胃炎合并消化性溃疡及胃癌的病例报道，因此，鸡皮样胃炎是年轻人胃癌，尤其是未分化胃癌的母地，因此受到关注。

鸡皮样胃炎的特征性胃镜表现为结节性变化（nodularity），结节隆起的中心可见白色凹陷（图1c，图2c），病理学上，其主体是淋巴滤泡增生（图6），除菌后随着时间的推移可逐渐消失。

鸡皮样胃炎是怀疑 *Hp* 现感染的表现，小颗粒隆起清晰可辨，其中心可见凹陷的典型表现可随感染的持续而消失（即鸡皮崩塌）。另外，隆起变平，残留白点（图7）的表现，可推测鸡皮胃炎既往有 *Hp* 感染史。

文 献

[1] 竹本忠良，水野美淳：慢性胃炎の胃鏡診断と胃生検. Gastroenterol Endosc 1962；4：310-320

[2] 今野武津子，村岡俊二：小児の *Helicobacter pylori* 胃炎の特徴. Helicobacter Research 1999；3：32-37

[3] Miyamoto M, Haruma K, Yoshihara M, et al：Nodular gastritis in adults is caused by *Helicobacter pylori* infection. Dig Dis Sci 2003；48：968-975

[4] Miyamoto M, Haruma K, Yoshihara M, et al：Five cases of nodular gastritis and gastric cancer：a possible association between nodular gastritis and gastric cancer. Dig Liver Dis 2003；34：819-820

[5] Kamada T, Haruma K, Sugiu K, et al：Case of early gastric cancer with nodular gastritis. Dig Endosc 2004；16：39-43

8 增生性息肉

foveolar-hyperplastic polyp

伊藤 公训

解 说 ⏵⏵ p61

图 1 发生于贲门部的增生性息肉

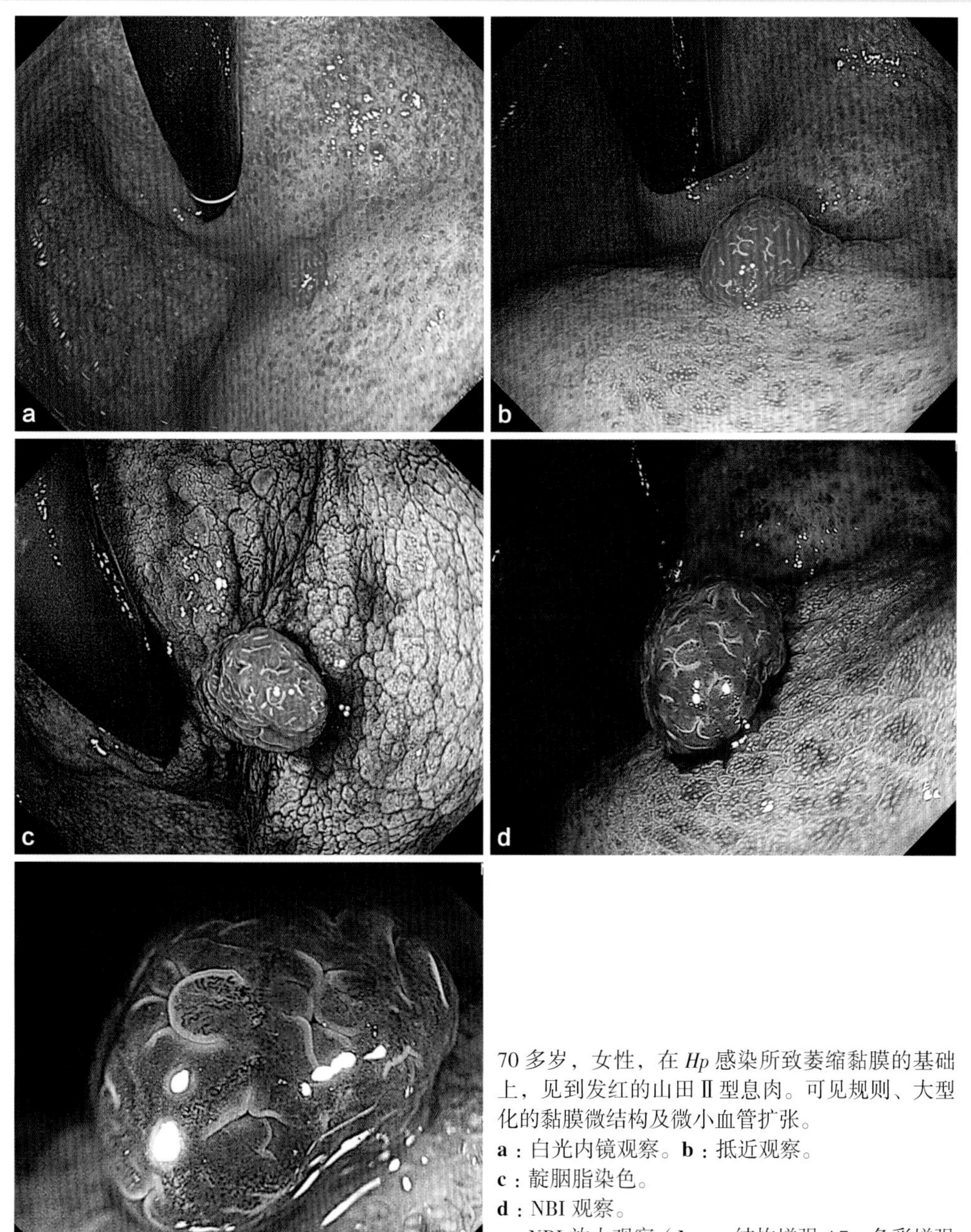

70 多岁，女性，在 *Hp* 感染所致萎缩黏膜的基础上，见到发红的山田Ⅱ型息肉。可见规则、大型化的黏膜微结构及微小血管扩张。

a：白光内镜观察。**b**：抵近观察。

c：靛胭脂染色。

d：NBI 观察。

e：NBI 放大观察（**d**，**e**：结构增强 A7，色彩增强 1）。

图2 除菌治疗后缩小的增生性息肉

除菌前

a b

除菌
2年后

c d

除菌
5年后

e f

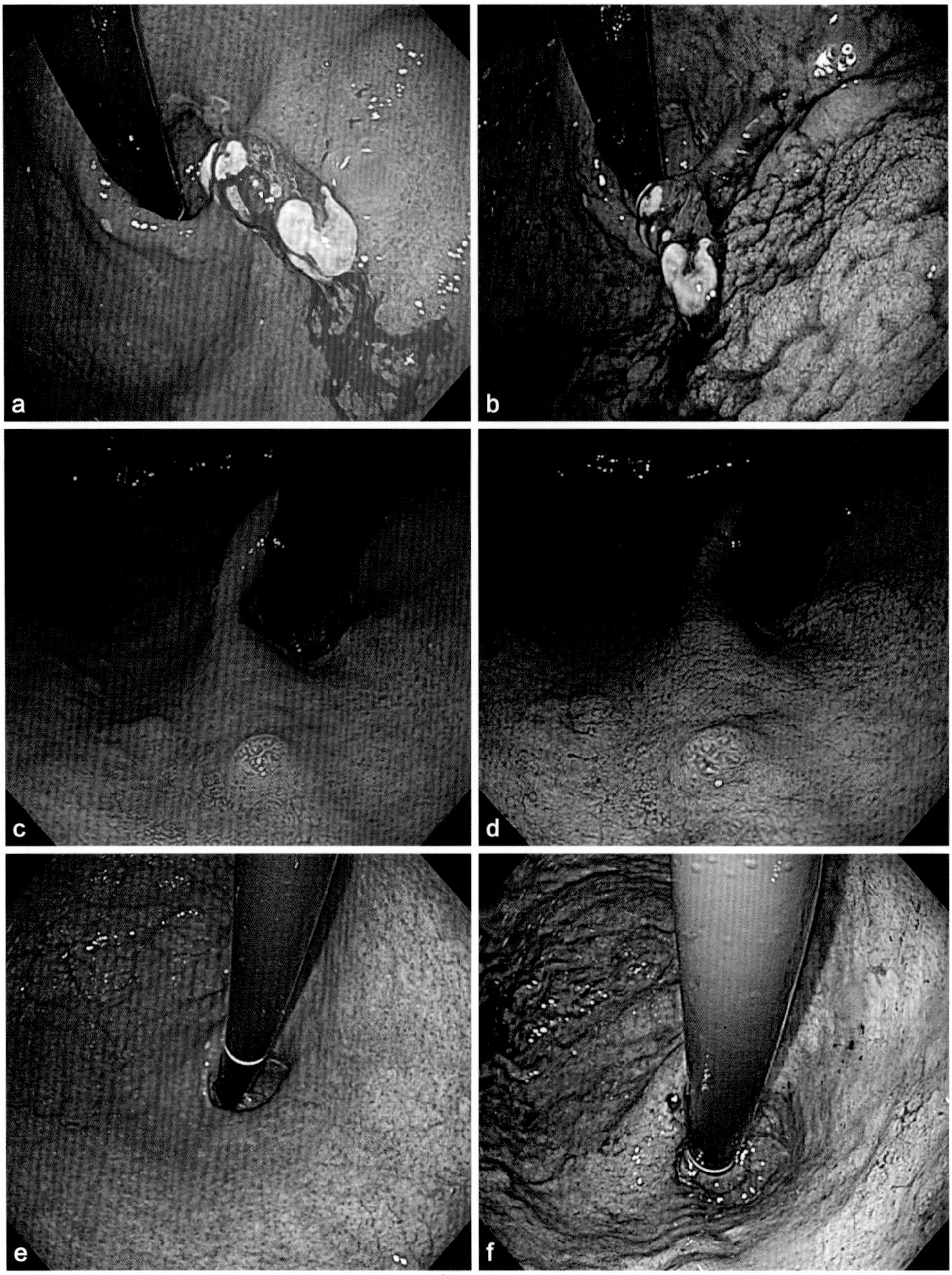

70多岁，男性，胃贲门部见易出血的、附有白苔的增生性息肉。*Hp*除菌5年后，出现缩小。
上图（**a，b**）：除菌前，中图（**c，d**）：除菌2年后，下图（**e，f**）：除菌5年后的内镜像。
左（**a，c，e**）白光内镜观察。右（**b，d，f**）靛胭脂染色观察。

增生性息肉

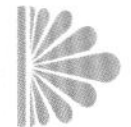

解 说

增生性息肉（foveolar-hyperplastic polyp）由于血管丰富，故与正常黏膜相比，呈红色调（图 1），表面多富有黏液或白苔。NBI 可见黏膜微结构呈大型化，微小血管扩张，形状均一、规则。从贲门至幽门的任何部位均可出现，背景黏膜多为 *Hp* 感染所致的萎缩黏膜。

组织学上，主要是小凹上皮的增生性变化，可见腺管延长、分叉、扩张。偶可见增生导致的轻度核肿大。

在自然经过方面，多维持不变或增大，一般不会消失，但 *Hp* 除菌后，多会消失或缩小（图 2）。本病发生率虽然很低，但偶可合并胃癌或出血导致缺铁性贫血，因此推荐内镜下切除。

文 献

[1] 赤松泰次，下平和久，松澤正浩，他：通常光における胃隆起性病変の鑑別診断．胃と腸 2012；47：1200-1208

[2] 山階　武，上堂文也，石原　立，他：胃ポリープの分類と鑑別—NBI 拡大観察での特徴．胃と腸　2012；47：1209-1215

[3] Haruma K, Yoshihara M, Sumii K, et al：Gastric acid secretion, serum pepsinogen I, and serum gastrin in Japanese with gastric hyperplastic polyps or polypoid-type early gastric carcinoma. Scand J Gastroenterol　1993；28：633-637

[4] 八尾隆史，三富弘之，日高康博，他：胃ポリープの病理学的分類・鑑別診断と臨床的意義．胃と腸　2012；47：1192-1199

[5] 大草敏史，堀内洋志，荒川廣志，他：胃ポリープの自然史と malignant potential—腺窩上皮型過形成性ポリープ．胃と腸　2012；47：1216-1226

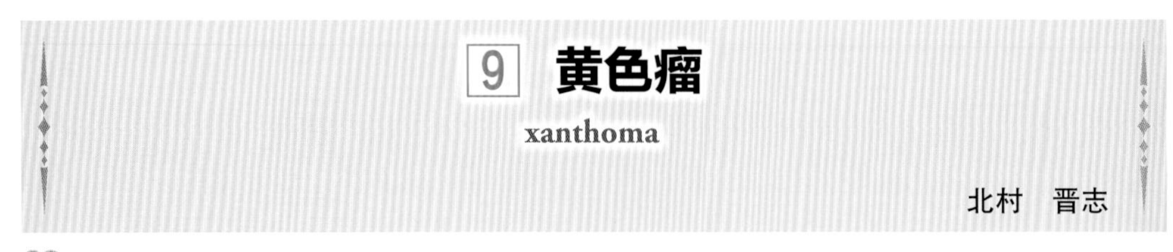

9 黄色瘤

xanthoma

北村 晋志

解 说 ⋙ p64

图1 胃窦病变

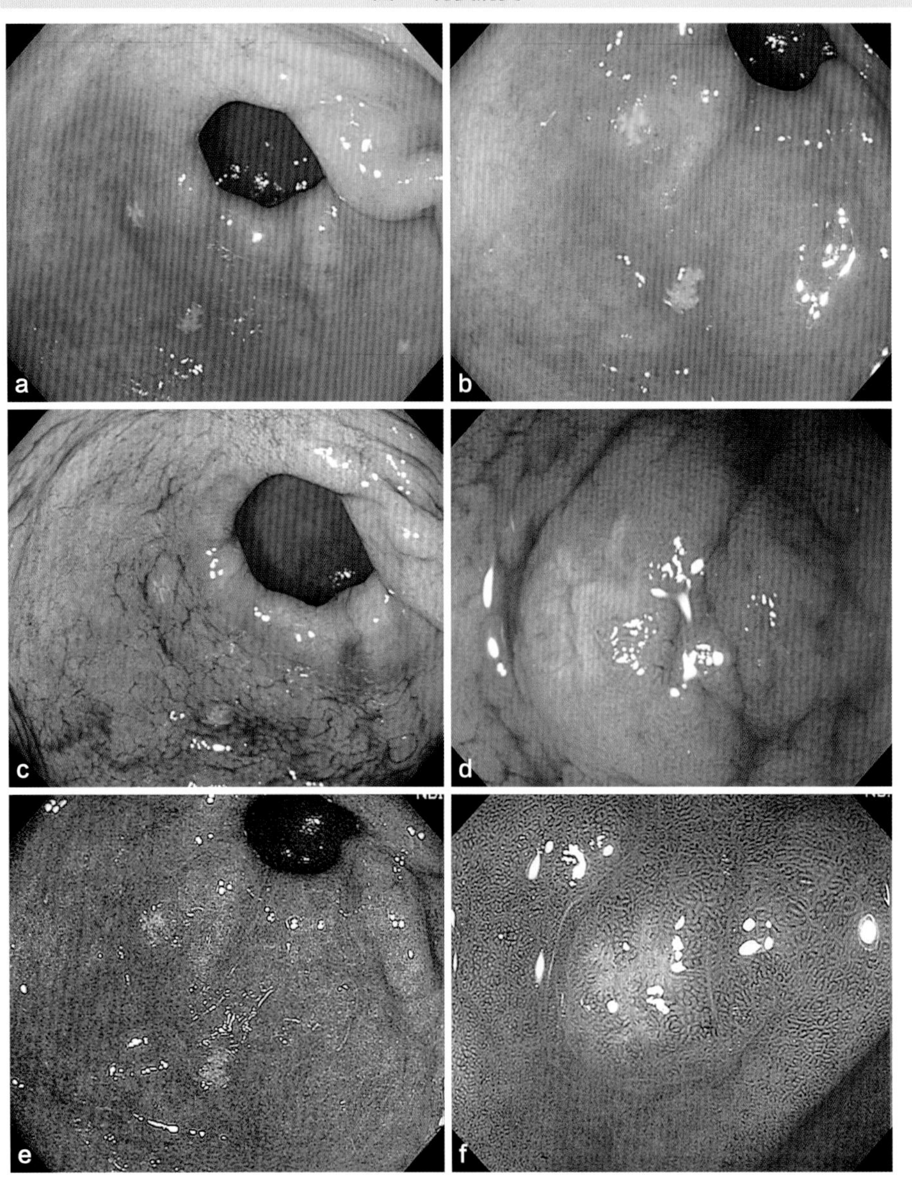

a，b：胃窦见黄色瘤，幽门管附近可见多枚边界清晰的星芒状黄白色小斑。

c，d：靛胭脂染色像。病变平坦，表面结构可见细颗粒状。

e，f：NBI观察。可见边界清晰的白色调病变。细颗粒状表面结构明显（结构增强B8，色彩增强1）。

图2 胃体病变

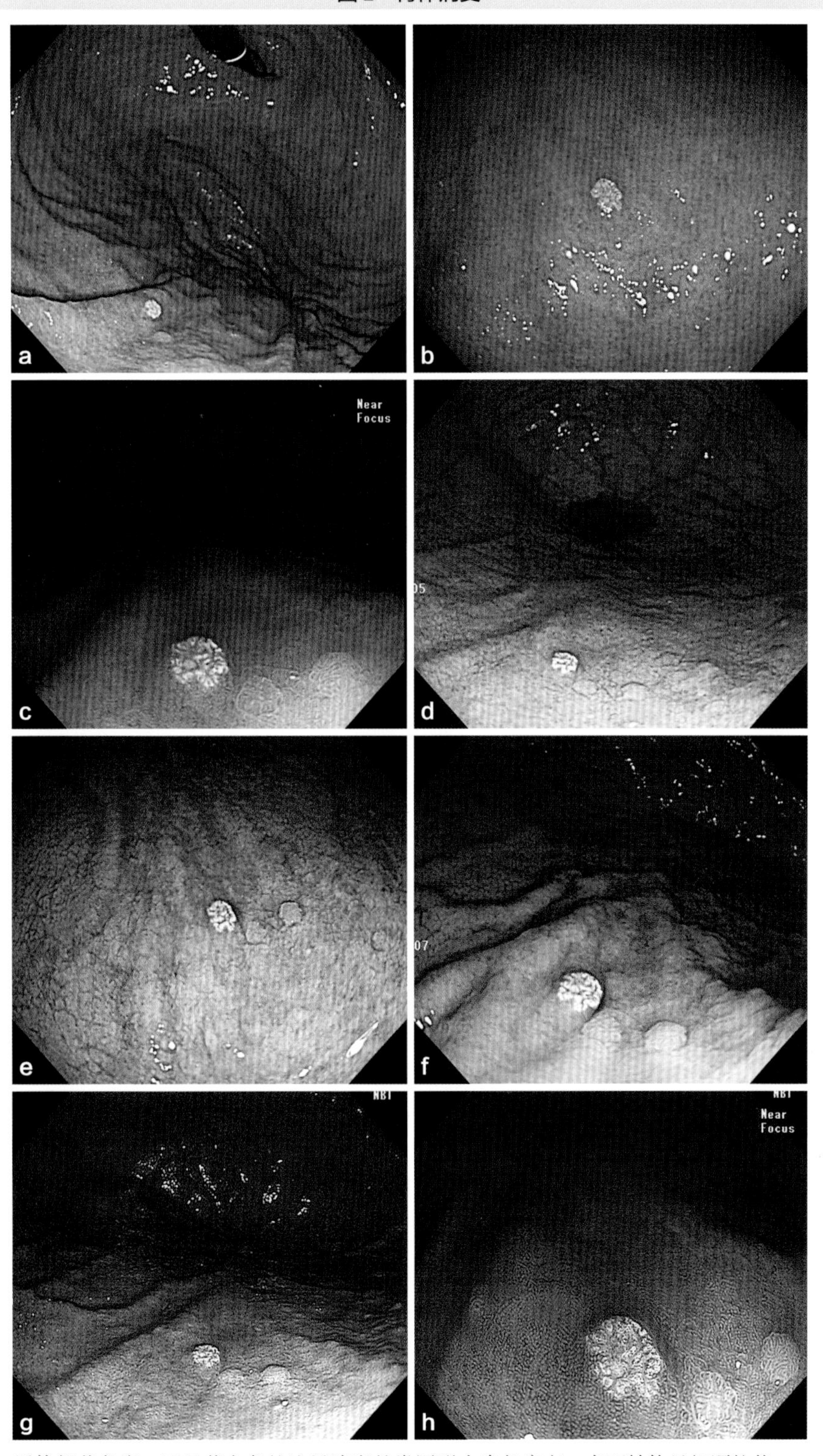

a，b，c：胃体部黄色瘤。可见黄白色的边界清晰的类圆形小隆起病变。表面结构呈细颗粒状。

d，e，f：靛胭脂染色。边界清晰的细颗粒状小隆起病变，颗粒之间可见沟状靛胭脂潴留。

g，h：NBI 观察像。可见边界清晰的明亮白色调病变，表面结构呈细颗粒状（结构增强 B8，色彩增强 1）。

图3 活检病理

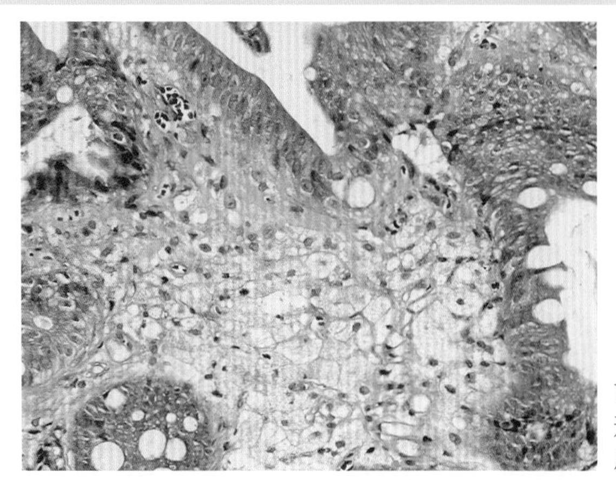

可见黏膜固有层表层细胞质呈空泡状的圆形细胞（xanthoma 细胞，巨噬细胞吞噬脂质后簇集）。

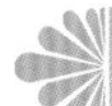

黄色瘤

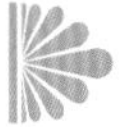

解 说

黄色瘤（xanthoma/xanthelasma）是*Hp*感染胃炎或具*Hp*感染既往史的胃黏膜见到的白色–黄色调平坦或扁平隆起病灶，表面结构呈细颗粒状（**图1**，**图2**）。组织学上（**图3**），可见黏膜固有层表层细胞质呈空泡状的圆形细胞（xanthoma 细胞），考虑为巨噬细胞吞噬脂质后簇集的表现。

黄色瘤在 *Hp* 除菌后仍会残留。

文 献

[1] Kimura K, Hiramoto T and Buncher CR：Gastric xanthelasma. Arch Pathol 1969；87：110-117

[2] Kaiserling E, Heinle H, Itabe H, et al：Lipid islands in human gastric mucosa：morphological and immunohistochemical findings. Gastroenterology 1996；110：369-374

[3] Hori S, Tsutsumi Y：*Helicobacter pylori* infection in gastric xanthomas：immunohistochemical analysis of 145 lesions. Pathol Int 1966；46：589-593

[4] Sekikawa A, Fukui H, Maruo T, et al：Gastric xanthelasma may be a warning sign for the presence of early gastric cancer. J Gastroenterol Hepatol 2014；29：951-956

10 凹陷性糜烂

depressive erosion

平田 喜裕

解 说 ▶▶ p67

图 1 幽门管小弯侧的凹陷性小糜烂

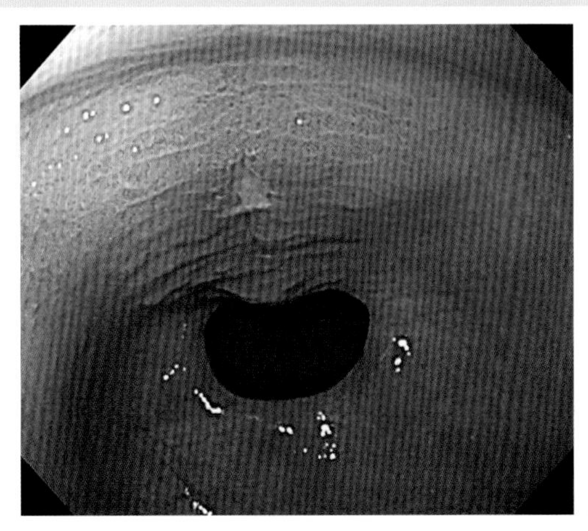

发生于 *Hp* 阴性胃黏膜的凹陷性糜烂。

图 2 幽门管周围多发凹陷性糜烂

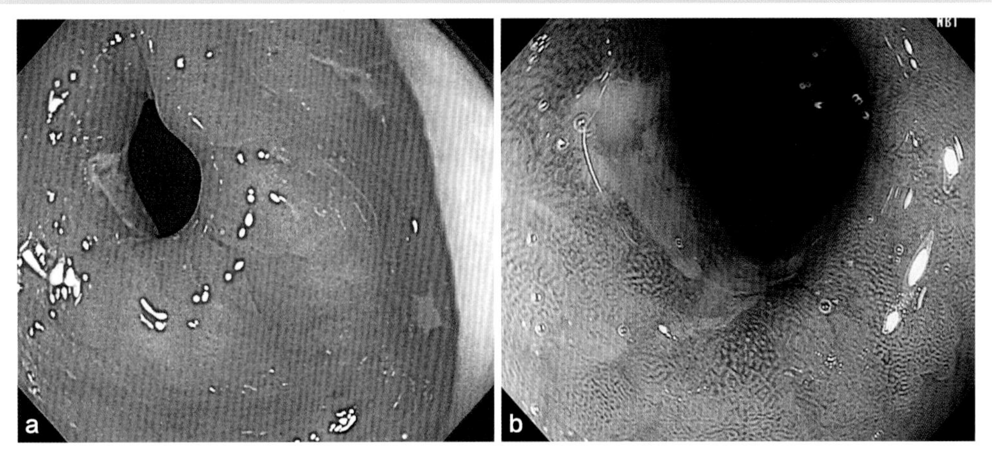

发生于 *Hp* 阳性胃黏膜的凹陷性糜烂。
a：普通内镜观察。**b**：NBI 观察（结构增强 B8，色彩增强 1）。

图 3 胃窦后壁的凹陷性糜烂

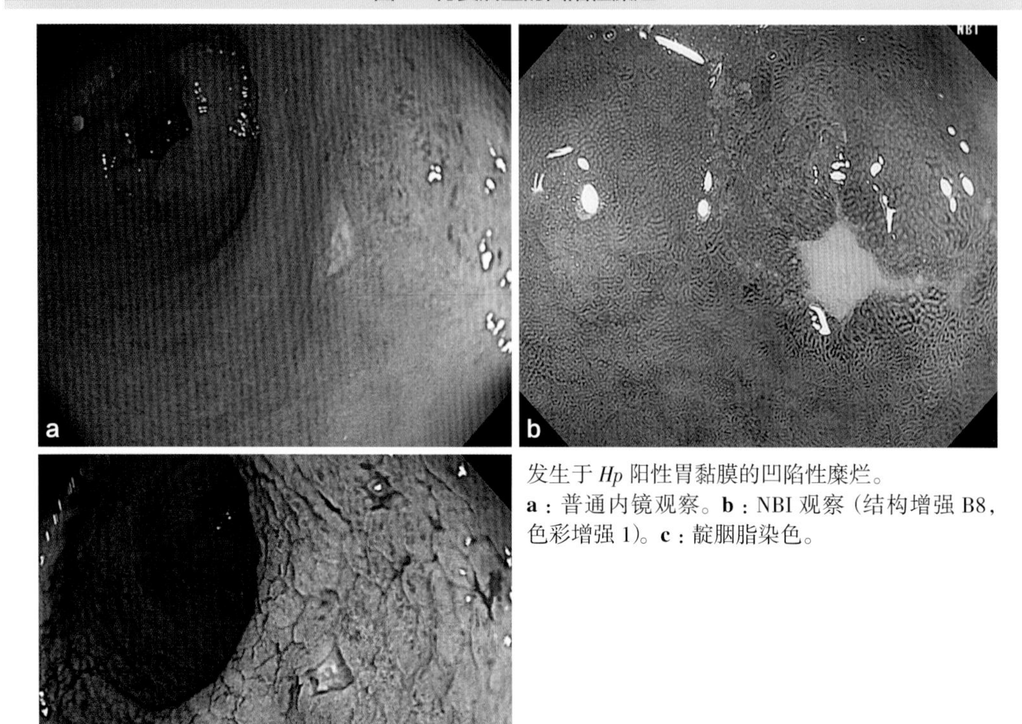

发生于 *Hp* 阳性胃黏膜的凹陷性糜烂。
a：普通内镜观察。**b**：NBI 观察（结构增强 B8，色彩增强 1）。**c**：靛胭脂染色。

图 4 服用 NSAID 风湿性关节炎患者的凹陷性糜烂

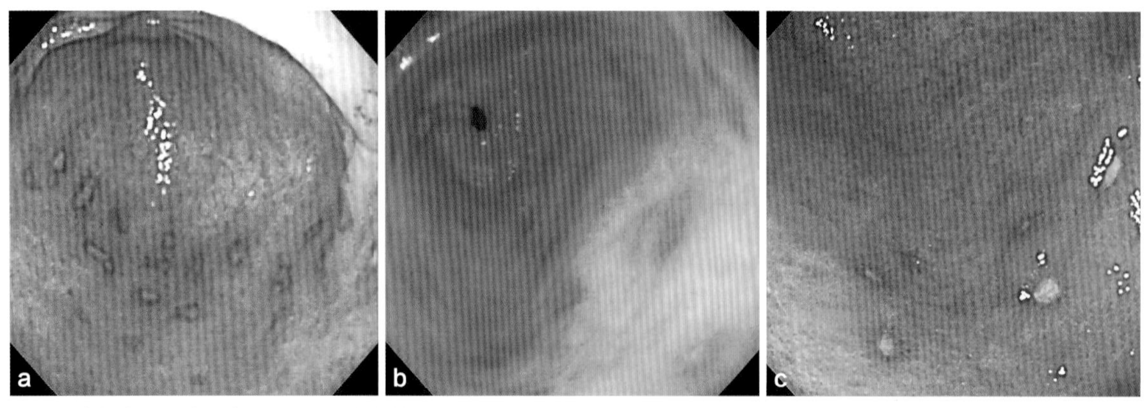

胃窦大弯侧多发凹陷性糜烂。**a**：初次内镜检查所见。**b**：NSAID 停药后。**c**：恢复 NSAID 服药后。

图 5 胃体中部凹陷性糜烂

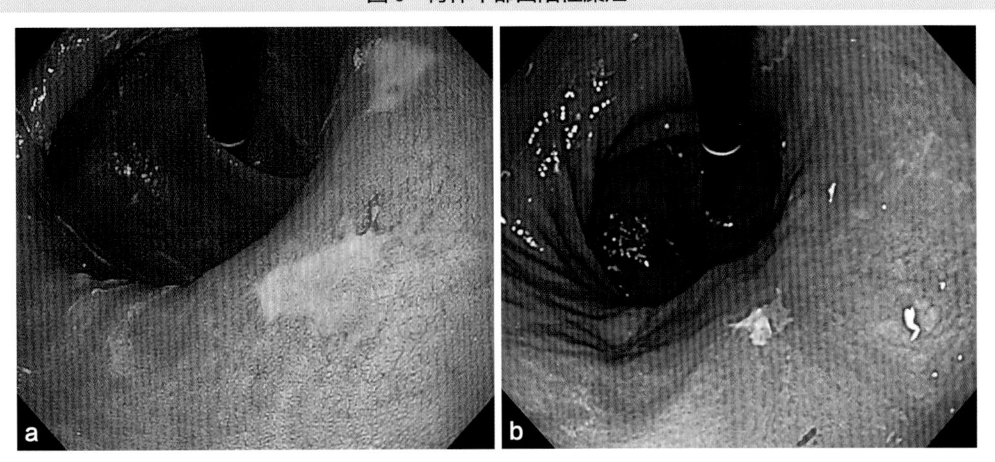

风湿性关节炎，服药激素、免疫抑制剂患者的凹陷性浅糜烂。
免疫组化为 CMV（cytomegalovirus，巨细胞）阳性。**a**：治疗前。**b**：抗病毒治疗后。

凹陷性糜烂

解 说

糜烂是指上皮缺损、连续性丧失的状态，糜烂部较周边组织凹陷。缺损周围上皮细胞部分平坦，而糜烂部凹陷，称为凹陷性糜烂（depressive erosion）（图 1～图 3）。在组织学上，上皮细胞缺损限于黏膜肌层以内的黏膜层（以胃溃疡的深度表示为 U1-I）。

其病因为胃酸分泌、物理化学刺激、药物（图 4），*Hp* 感染、*Hp* 除菌治疗（除菌后胃酸分泌恢复）、病毒感染等（图 5），往往多发。如为单发，必须与早期胃癌相鉴别。

文 献

[1] Kato T, Yagi N, Kamada T, et al：Study Group for Establishing Endoscopic Diagnosis of Chronic Gastritis：Diagnosis of *Helicobacter pylori* infection in gastric mucosa by endoscopic features：a multicenter prospective study. Dig Endosc 2013；25：508-518
[2] Toljamo KT, Niemelä SE, Karvonen AL, et al：Evolution of gastritis in patients with gastric erosions. Scand J Gastroenterol 2005；40：1275-1283
[3] Kodama T, Fukuda S, Takino T, et al：Gastroduodenal cytomegalovirus infection after renal transplantation. Fiberscopic observations. Endoscopy 1985；17：157-158
[4] 渡辺一宏，星谷 聡，徳永健吾，他：*H. pylori* 除菌成功後に発生する上部消化管粘膜病変の臨床的重要性の検討. Gastroenterol Endosc 2000；42：807-815
[5] 菅野健太郎：NSAID と消化管障害. 日消誌 2009；106：321-326

11 RAC（集合细静脉的规则排列）

regular arrangement of collecting venules

八木　一芳

解　说 ⋙ p69

图1　胃体下部的RAC像

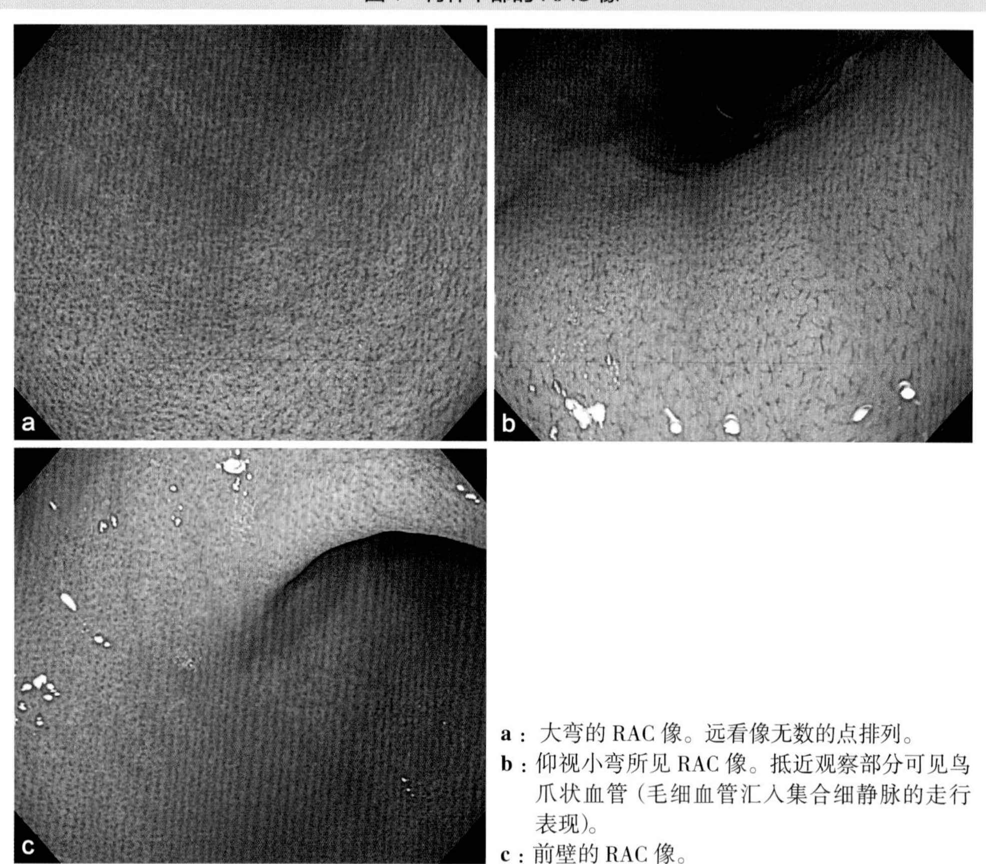

a： 大弯的RAC像。远看像无数的点排列。
b： 仰视小弯所见RAC像。抵近观察部分可见鸟爪状血管（毛细血管汇入集合细静脉的走行表现）。
c： 前壁的RAC像。

图2　胃角胃窦小弯侧RAC像

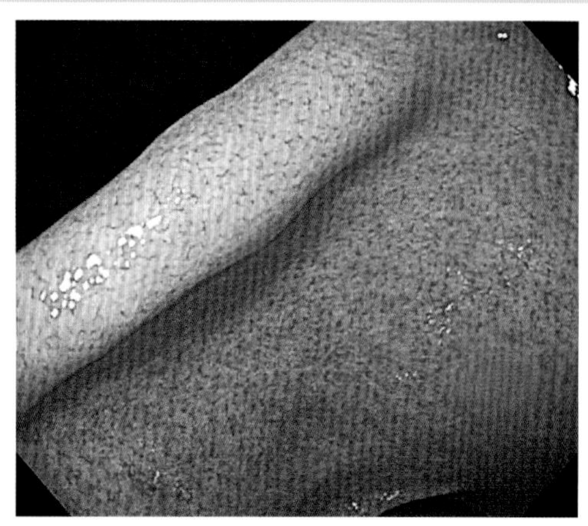

胃镜抵近胃角，故可见到鸟爪状血管。胃窦部较远，故见到无数的点规则性排列。

RAC

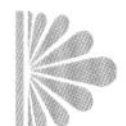

解 说

RAC（regular arrangement of collecting venules）是指内镜下胃体部集合细静脉的规则性排列。远看呈无数的点（图 1a），近看呈鸟爪状规则排列（图 1b）。在整个胃体见到这样的 RAC 像，称为 RAC 阳性，判定为无 *Hp* 感染的正常胃。如为 RAC 阳性，则诊断无 *Hp* 感染正常胃的正确率为 95%。

如十二指肠溃疡等所致的萎缩区域不大，*Hp* 感染的胃体上部可能见到类似 RAC 的内镜表现（假 RAC），这是由于胃炎主要位于胃窦，胃体上部很少有炎症累及。即使是这类病例，胃体下部及胃角部的 RAC 像也往往会消失。对于 RAC 是否阳性的判断，笔者推荐根据胃体下部及胃角表现（图 1c）。典型的无 *Hp* 感染正常胃在胃角及胃窦小弯侧也可见到 RAC 像（图 2）。

文 献

[1] 八木一芳，中村厚夫，関根厚雄，他：*Helicobacter pylori* 陰性・正常胃粘膜内視鏡像の検討．Gastroenterol Endosc　2000；42：1977-1987

[2] Yagi K, Nakamura A and Sekine A：Characteristic endoscopic and magnified endoscopic findings in the normal stomach without *Helicobacter pylori* infection. J Gastroenterol Hepatol　2002；17：39-45

[3] 八木一芳：RAC．胃と腸　2012；47（増刊 図説 胃と腸用語集 2012）：692

12 胃底腺息肉

fundic gland polyp

井上 和彦

解 说 ⋙ p72

图 1 胃底腺息肉（1）

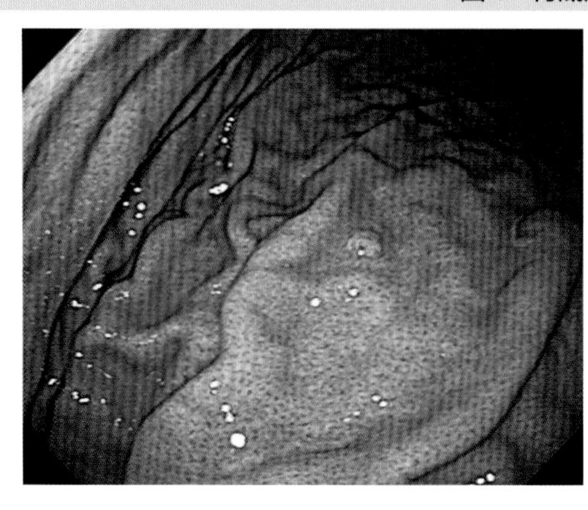

无 *Hp* 感染的正常胃黏膜的胃底腺区域，见到与周围黏膜色调相同的山田Ⅱ型小隆起。

图 2 胃底腺息肉（2）

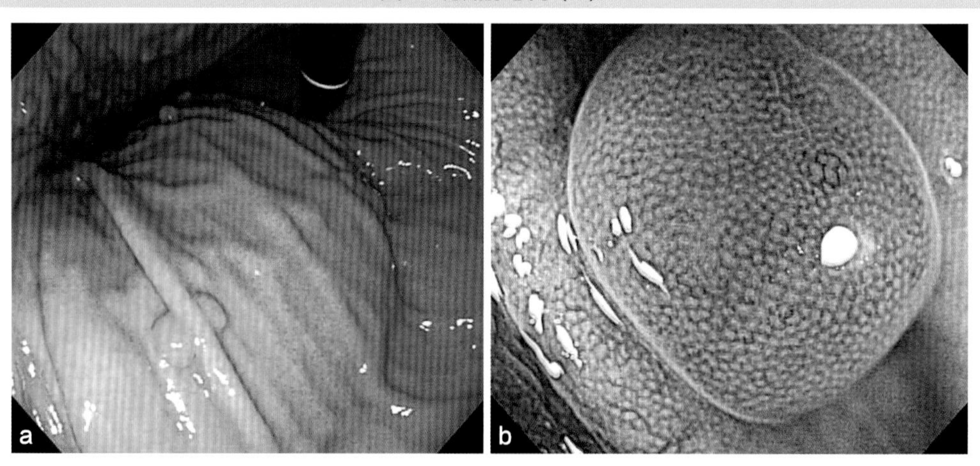

a：胃体部多发山田Ⅱ型息肉。
b：NBI 放大观察可见圆形 – 椭圆形腺窝开口部。

图3　胃底腺息肉（3）

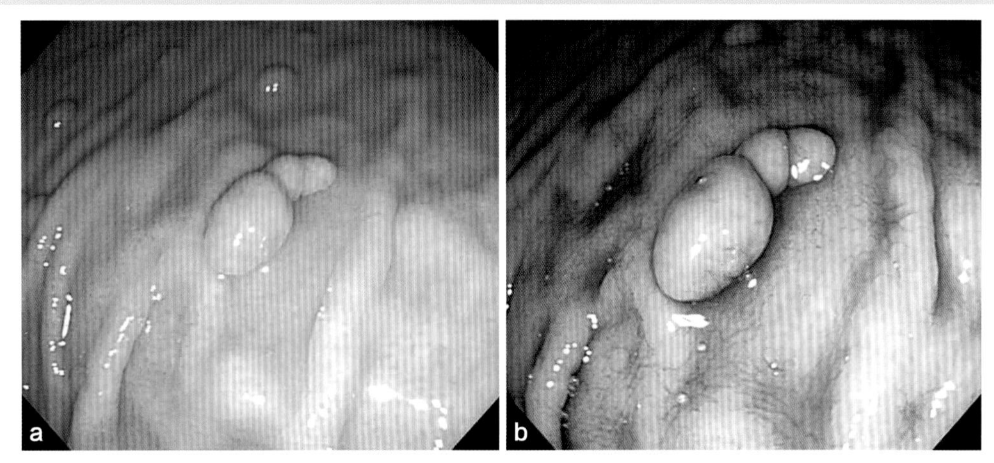

a：稍大的息肉呈山田Ⅲ型形态。**b**：染色后，表面还是光滑。

图4　胃底腺息肉（4）

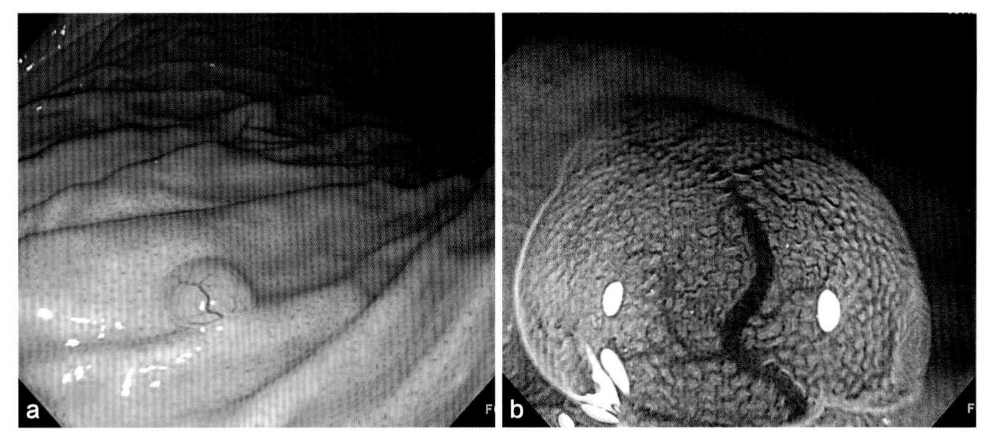

a：息肉表面可见扩张的血管。**b**：NBI 观察可见青色调的血管。

图5　组织学表现

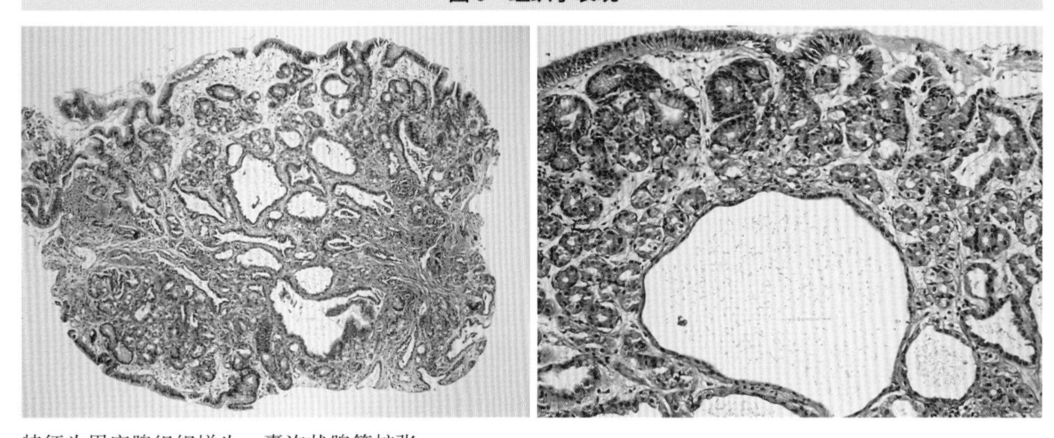

特征为胃底腺组织增生，囊泡状腺管扩张。

图 6 家族性大肠腺瘤性息肉病患者的胃底腺息肉病

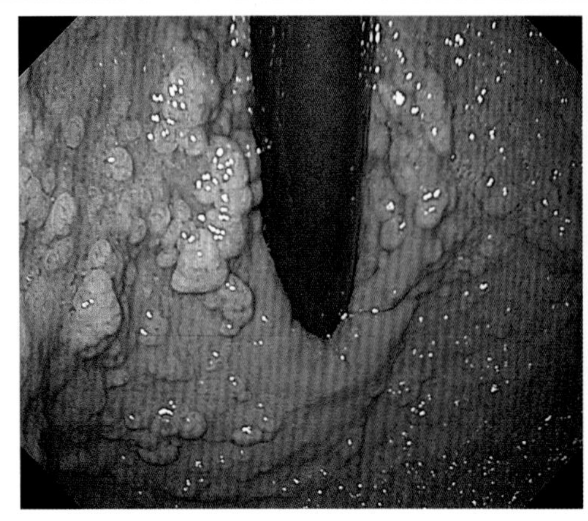
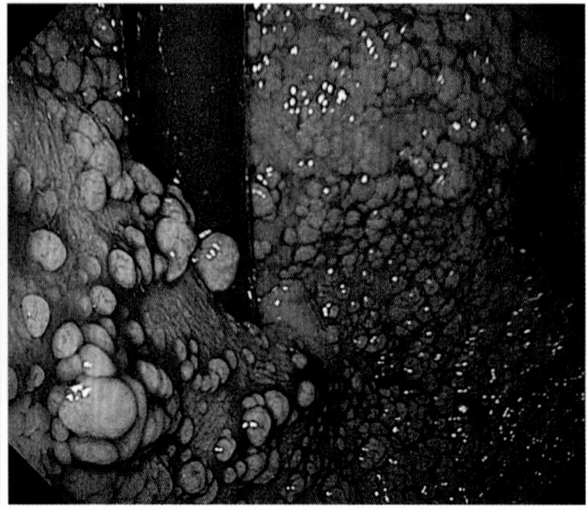

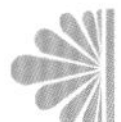

胃底腺息肉

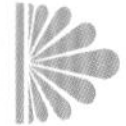

解 说

胃底腺息肉胃发生于胃底腺区域（胃体部及胃底部）的息肉，多为数毫米的小息肉，与周围黏膜色调相同，表面平滑，呈山田Ⅱ型（图1，图2）。超过5mm则呈山田Ⅲ型（图3）。NBI观察可见圆形－椭圆形腺窝开口部（图 2b），有时可见扩张的青色调血管（图 4b）。

组织学（图 5）上为以胃底腺组织增生、腺管囊泡状扩张为特征的隆起性病变。

大部分见于无 *Hp* 感染性炎症及萎缩的正常胃黏膜，发生胃癌的风险极低。临床可见长期使用质子泵抑制剂后新出现胃底腺息肉或息肉增大的现象，也可在 *Hp* 成功除菌后出现。

家族性大肠腺瘤性息肉病所伴发的胃底腺息肉，有出现癌变的可能（图 6）。

文 献

[1] 鎌田智有，井上和彦，青木利佳，他：胃ポリープの自然史と malignant potential—胃底腺ポリープ．胃と腸　2012；47：1227-1234

[2] 春間　賢，隅井浩治，森川章彦，他：胃底腺性過形成性ポリープの背景胃粘膜の検討．日消誌　1989；86：851-857

[3] 上村直実，向井俊一，山口修司，他：胃底腺ポリープ症例の背景胃粘膜に関する臨床的検討—特に胃癌症例との対比について．Gastroenterol Endosc　1993；35：2663-2671

[4] Inoue K, Fujisawa T and Haruma K：Assessment of degree of health of the stomach by concomitant measurement of serum pepsinogen and serum *Helicobacter pylori* antibodies. Int J Biol Markers　2010；25：207-212

[5] Hongo M and Fujimoto K；Gastric Polyps Study Group：Incidence and risk factor of fundic gland polyp and hyperplastic polyp in long-term proton pump inhibitor therapy：a prospective study in Japan. J Gastroenterol　2010；45：618-624

13 脊状发红

red streak

大和田 进 乾 正幸
苏原 直人 乾 纯和

解 说 p76

图 1 脊状发红（1）

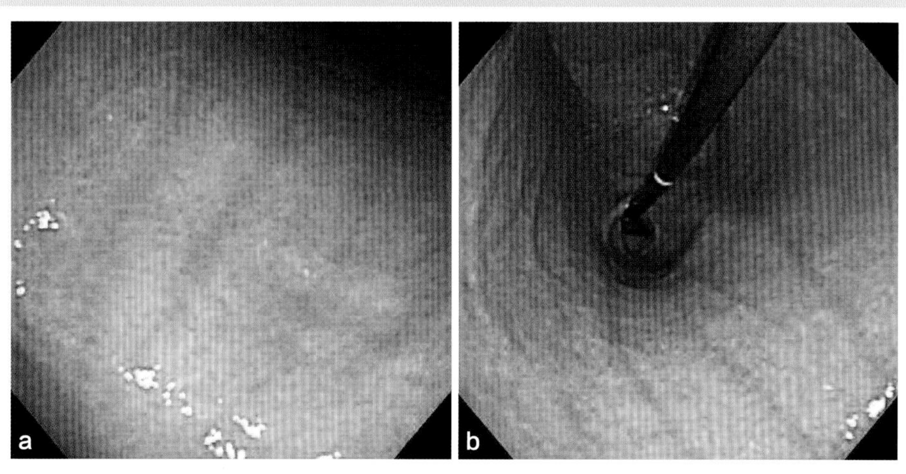

77 岁，女性，无症状。
a：胃体小弯侧可见无数淡红色的脊状发红。
b：胃体小弯侧背景黏膜可见 RAC，可见无数的淡红色脊状发红。

图 2 脊状发红（2）

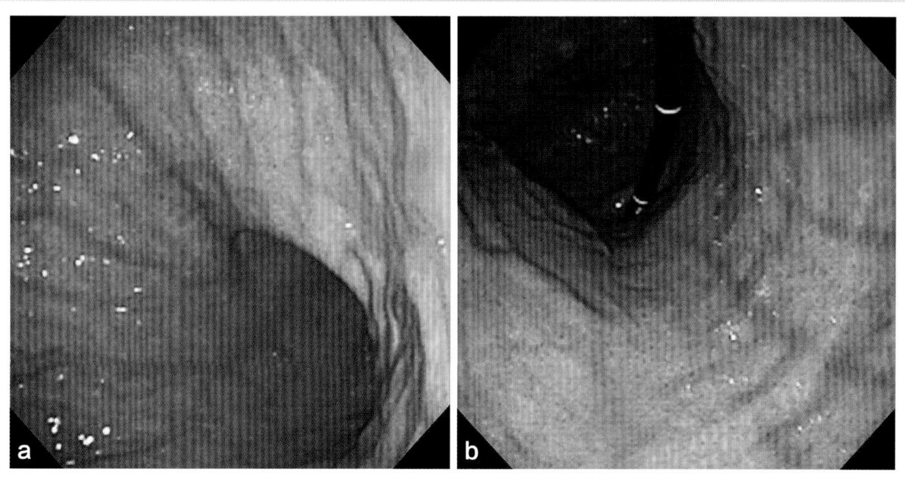

64 岁，男性，无症状。
a：胃体小弯至大弯可见无数淡红色的脊状发红。
b：胃体小弯背景黏膜可见 RAC，可见无数的淡红色脊状发红。

图3 脊状发红（3）

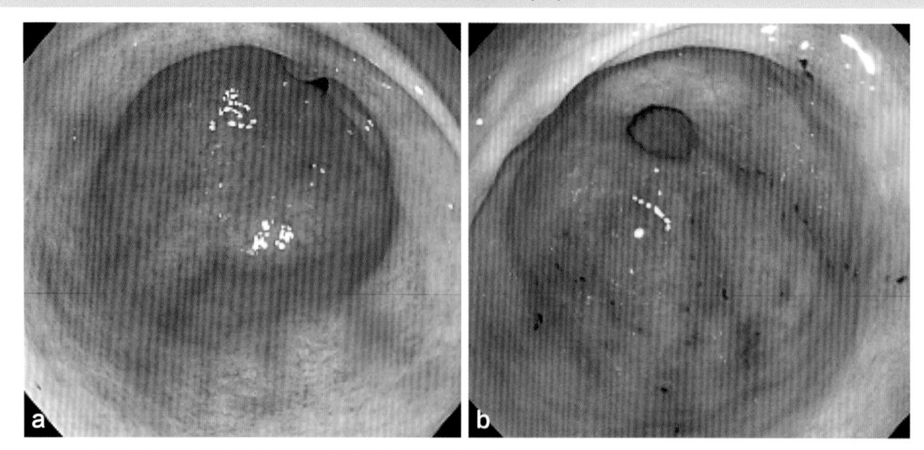

a：57岁，男性，轻微腹痛。胃窦大弯侧见无数脊状发红，部分呈带状膨大。主诉轻微腹痛。
b：69岁，男性，轻微腹痛。如图3a一样，胃窦大弯侧见无数脊状发红，部分呈带状膨大，陈旧性出血斑附着。主诉轻微腹痛。

图4 脊状发红（4）

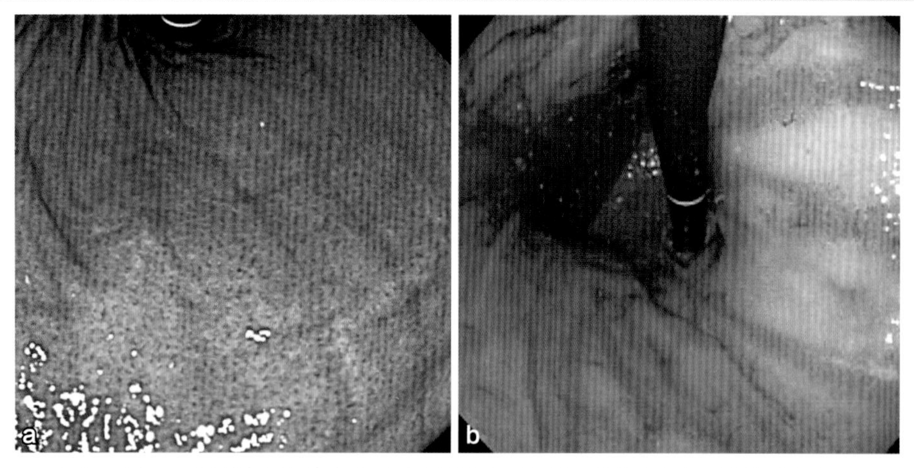

a：70岁，女性，胃黏膜如同调高色彩及结构增强水平所见，胃体小弯见无数脊状发红。RAC也如同充血一样发红，主诉剧烈腹痛。
b：57岁，女性，无症状。胃体小弯至大弯，整个胃黏膜见无数鲜红色脊状发红。小弯侧的脊状发红呈带状膨大，顶上部分可见糜烂，大弯侧脊状发红可见陈旧性出血斑附着。但该患者没有腹痛。

图5 脊状发红（5）

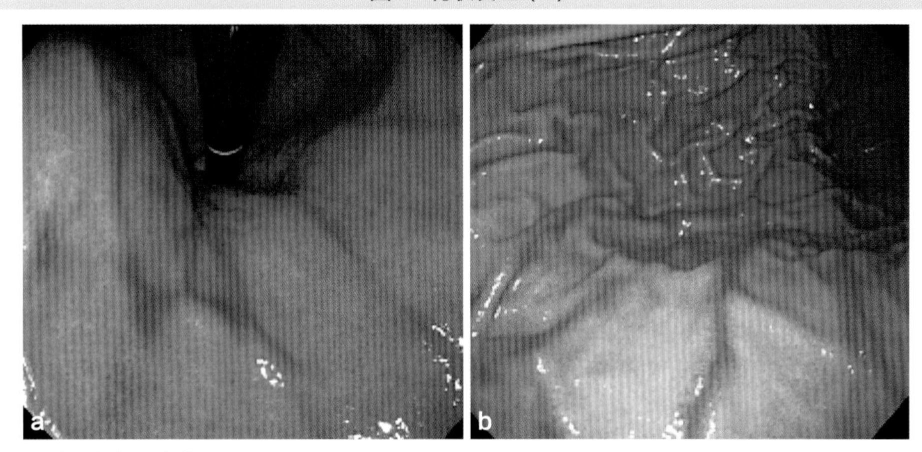

16 岁，男性，腹痛。

a：胃体小弯见 RAC，黏膜上可见 3 条部分带状膨大的中等鲜红色的脊状发红。

b：胃体大弯可见 4 条非常鲜红的脊状发红。其顶上可见糜烂。主诉剧烈腹痛。

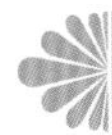

脊状发红

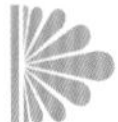

解 说

脊状发红（red streak）是指沿胃的长轴方向走行的带状发红，数条大致平行。一般见于皱襞的顶上部分，以前根据德语的Kammrötung命名为栉状发红，近年来日本消化内镜学会认为栉状发红是误记，故改名为脊状发红。发红 [redness（erythema，hyperemia）] 是指与周边黏膜相比较红，易于分辨，抵近观察可见是由多发的微小红点集合而成，称为粉红斑（pink speckling）。有时，在带状发红的中心，可见伴有线状、沟状白苔的凹陷。另外，也可有陈旧性出血斑附着。局限于胃体小弯及胃窦大弯，胃体大弯甚至全胃累及非常罕见（图1，图2）。脊状发红为淡红色，鲜红色很罕见，可分为轻度、中度及重度。胃收缩时，与胃液的接触面发红，放大内镜观察时，可知是黏膜表层的微细血管（capillary network）的瘀血。

脊状发红一般见于无*Hp*感染的无胃炎的黏膜（图1~图5全部为无*Hp*感染），除菌后也可见到。年轻女性多见，随着年龄增长而减少。重度脊状发红的患者出现腹痛的频率较高（图3~图5）。

脊状发红的病因不明，应属功能性变化。病理学表现缺乏特异性。中央见沟状凹陷的病例，病理上呈水肿、细胞浸润等急性炎症改变。

脊状发红被视为浅表性胃炎的一种表现，但病理学上归为胃炎却又存在矛盾。

胃切除术后也可见到脊状发红，但考虑是胆汁反流导致的炎症。

文 献

[1] 日本消化器内視鏡学会用語委員会 編：内視鏡所見に関する用語 各論. 消化器内視鏡用語集（第3版）. 2011，90-91，医学書院，東京

[2] Henning N：Krankheiten des Magens. In：Lehrbuch der Verdauungskrankheiten. 1949，p.118，Georg Thieme，Stuttgart

[3] 岡崎幸紀，竹尾幸子：稜線状発赤（Kammrötung）. 胃と腸 2012；47（増刊 図説 胃と腸用語集 2012）：691

[4] 上村直実：*H. pylori* 感染と内視鏡像. Gastroenterol Endosc 2005；47：2139-2145

[5] 岩井 力，北洞哲治，伊東ひろみ，他：胃黏膜組織内発生活性酸素量よりみたKammrötungの検討. Gastroenterol Endosc 1993；35：1711

14 隆起性糜烂

raised erosion

河合 隆

解 说 ⋙ p78

图 1 *Hp* 阴性病例

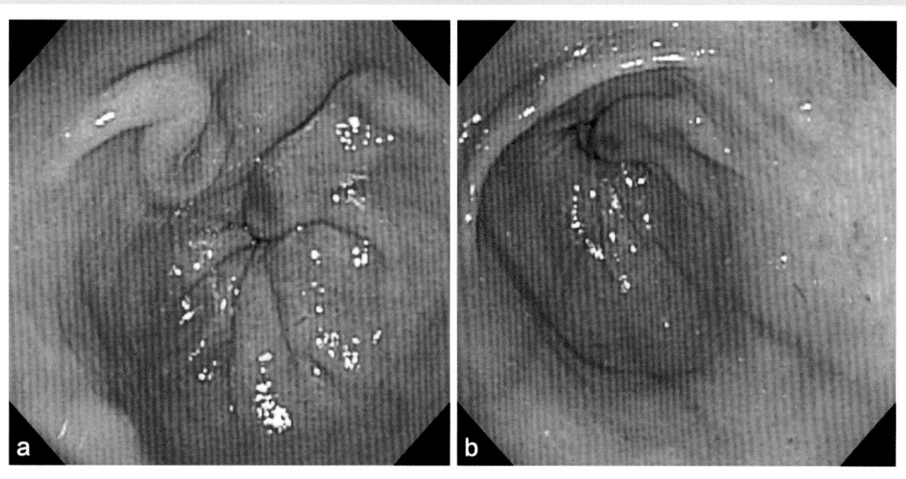

50 多岁，*Hp* 阴性（UBT 值：0.3‰）。
a：可见沿幽门小弯、后壁的隆起性糜烂。糜烂的中心伴有白色凹陷。
b：大弯侧伴有脊状发红。

图 2 *Hp* 阳性病例

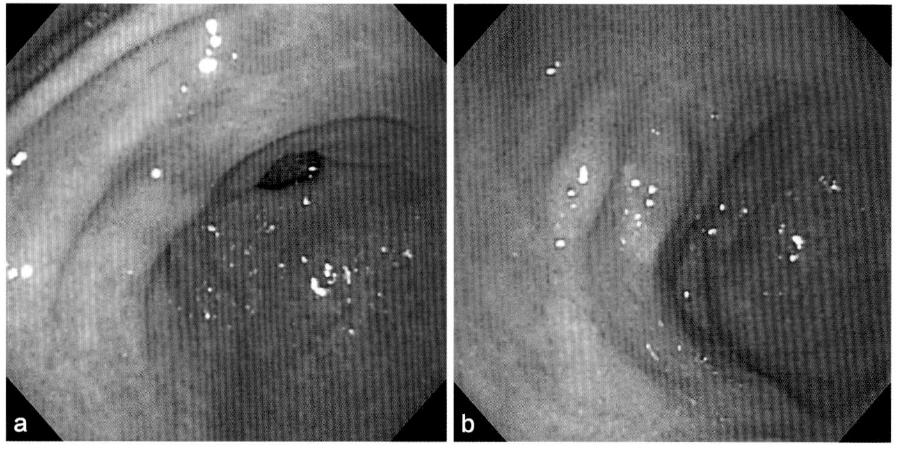

a：60 多岁，*Hp* 阳性（UBT 值：3.2‰）。幽门部整个小弯侧见水肿状发红，可见平缓的隆起性糜烂。
b：70 多岁，*Hp* 阳性，（UBT 值 41.9‰）。幽门前部小外侧，见沿短轴方向的隆起性糜烂。

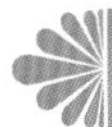

隆起性糜烂

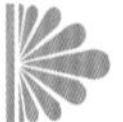

解 说

隆起性糜烂（raised erosion），即章鱼吸盘状胃炎，在新悉尼系统（updated Sydney system）的胃炎分类中也有记载。呈息肉状、棍棒状、数珠状等多种形态，多为多发，也可为单发。中央多伴白色凹陷。多见于胃窦，但胃体也可见到。至于与 *Hp* 感染的关系，Kato 等报道称，隆起性糜烂的存在与 *Hp* 感染的关系不大。

另外，对于 *Hp* 感染的有无与内镜下形态特征的关系，发现 *Hp* 阴性隆起性糜烂（图1）多为小弯侧的盘状糜烂，隆起沿小弯侧长轴方向，多伴有脊状发红。而且多无整个黏膜的水肿样改变。另一方面，*Hp* 阳性隆起性糜烂（图 2）同样也是小弯侧多见，沿前后壁（短轴方向）隆起，极少伴脊状发红，多伴有整个黏膜的水肿样改变。

文 献

[1] Dixon MF, Genta RM, Yardley JH, et al：Classification and grading of gastritis. The updated Sydney System. International Workshop on the Histopathology of Gastritis, Houston 1994. Am J Surg Pathol 1996；20：1161-1181

[2] Kato T, Yagi N, Kamada T, et al；Study Group for Establishing Endoscopic Diagnosis of Chronic Gastritis：Diagnosis of *Helicobacter pylori* infection in gastric mucosa by endoscopic features：a multicenter prospective study. Dig Endosc 2013；25：508-518

15 陈旧性出血斑

hematin

增山 仁德

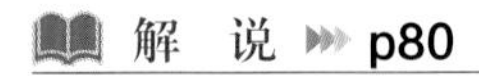
解 说 ⋙ p80

图 1 见于无 *Hp* 感染的胃窦陈旧性出血斑

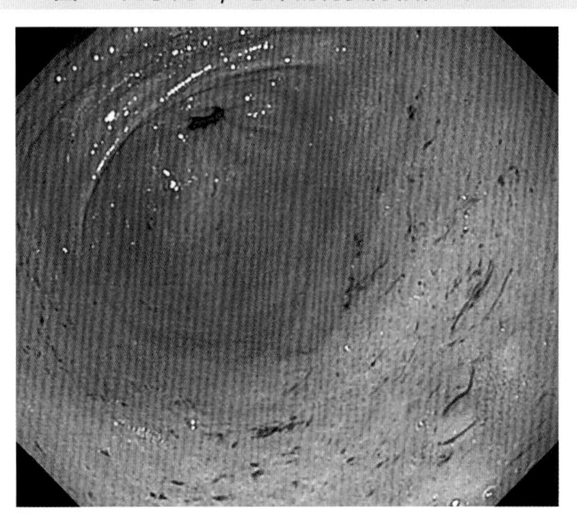

图 2 *Hp* 除菌后的血红素

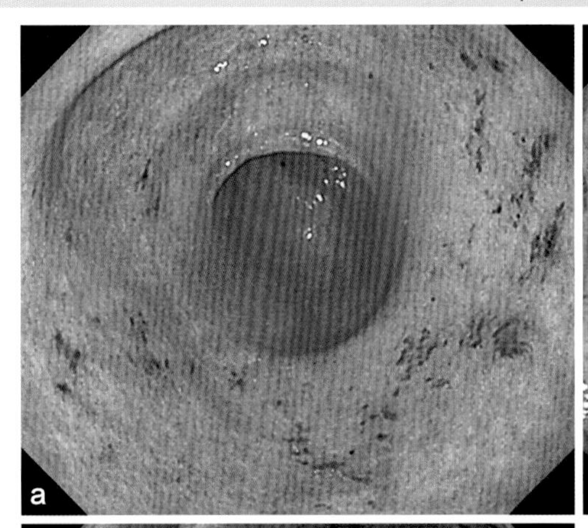

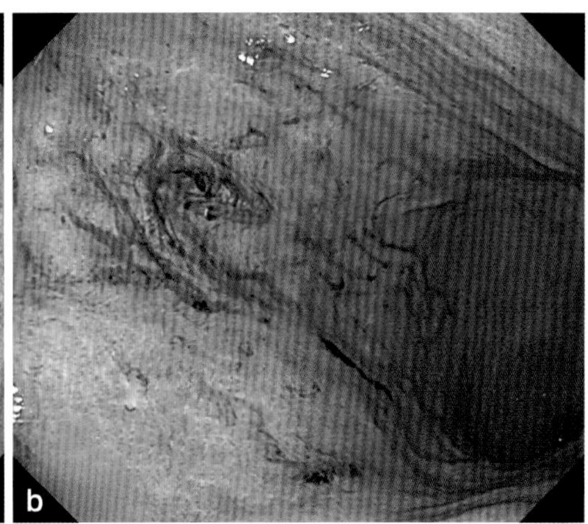

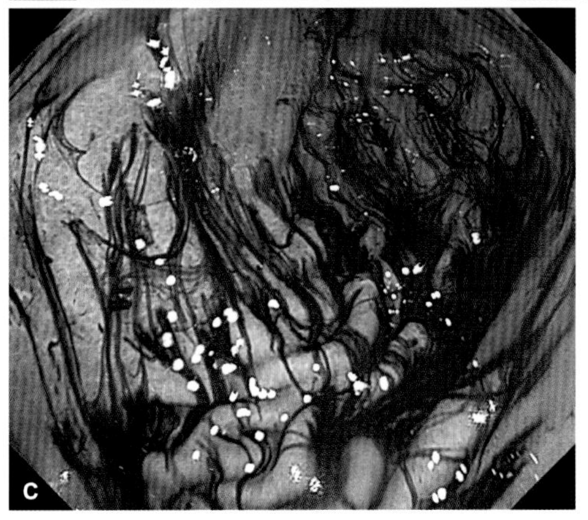

a：*Hp* 除菌后见到的胃窦陈旧性出血斑。
b：*Hp* 除菌后见到的胃体大弯侧陈旧性出血斑。
c：*Hp* 除菌后，服用阿司匹林期间的胃体部陈旧性出血斑。

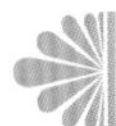

陈旧性出血斑

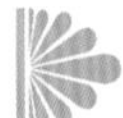

解 说

胃黏膜附着的出血斑为陈旧性血液成分，其原因多考虑为胃黏膜出血。

众所周知，在无*Hp*感染病例的胃黏膜屡屡可见陈旧性出血斑附着（图1)。最近报道除菌后可出现这种胃黏膜变化（图2a，图2b)。除此以外，也可见于*Hp*感染及口服NSAIDs、阿司匹林及抗凝药的患者。无*Hp*感染病例出现陈旧性出血斑附着的频率，根据笔者本人经验为15%。

据报道，*Hp*除菌后陈旧性出血斑附着的发生频率为4.8%～17.5%，多在除菌后很快出现，可发生于胃内任何部位，但胃下部（胃角、胃窦）多见。

其原因推测为除菌成功后，胃酸分泌恢复。对于无*Hp*感染病例，原因之一考虑为胃酸分泌功能的保留。陈旧性出血斑附着通常没有问题，但服用抗血栓药物者偶可加重，应引起注意（图2c)。

文 献

[1] 小野尚子，加藤元嗣，鈴木美櫻，他：*H. pylori* 除菌後にみられる胃びらん・発赤における良悪性の鑑別．消化器内視鏡　2011；23：1761-1766
[2] 松久威史，日下部史郎，前田昭太郎，他：*Helicobacter pylori* 除菌後にみられる食道，胃，十二指腸病変の観察．Therapeutic Research　2001；22：1872-1874
[3] El-Omar EM, Oien K, El-Nujumi A, et al：*Helicobacter pylori* infection and chronic gastric acid hyposecretion. Gastroenterology　1997；113：15-24

16 体部糜烂

erosion

中岛 滋美

解 说 ⋙ p84

图 1 无 *Hp* 感染胃发生的体部糜烂（顶上型糜烂）

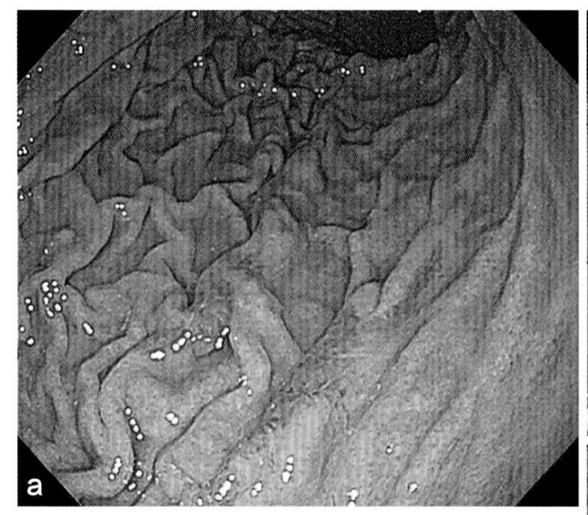

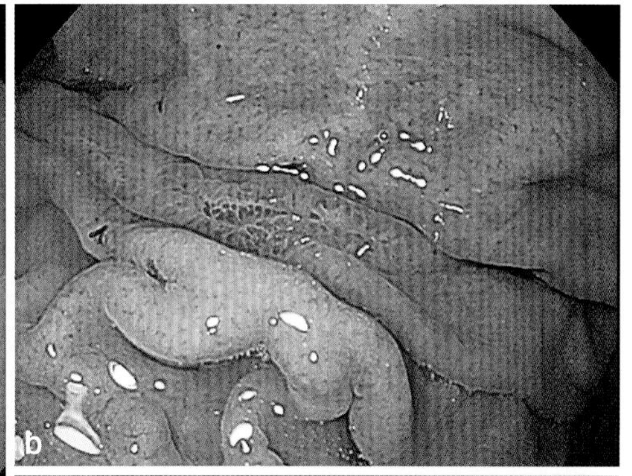

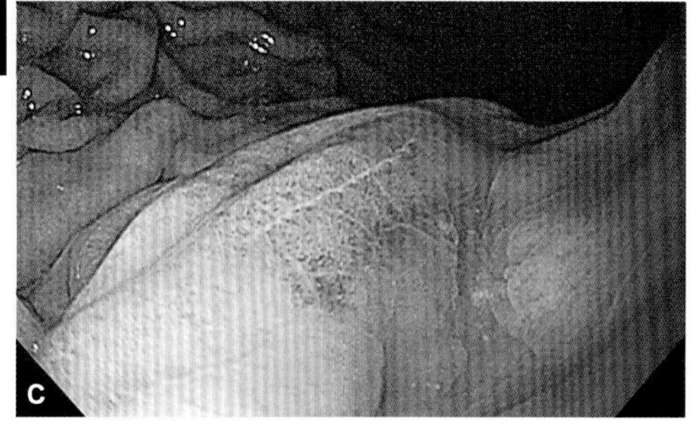

皱襞的顶上或脊上纵行延伸的发红及糜烂。3 张均为同一患者同一天的内镜照片。

图 2 *Hp* 除菌后发生的胃体糜烂（隆起性糜烂）

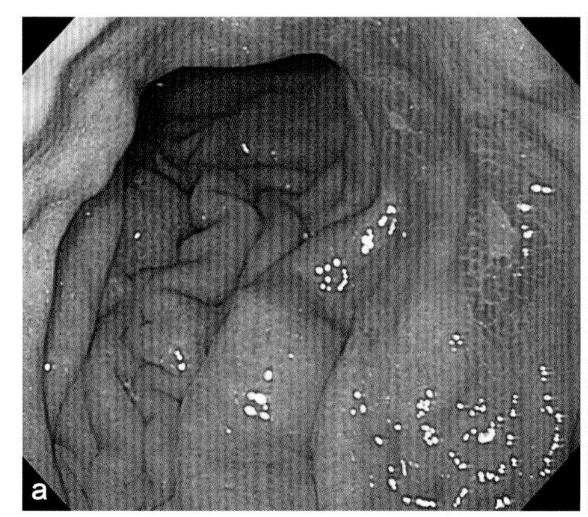

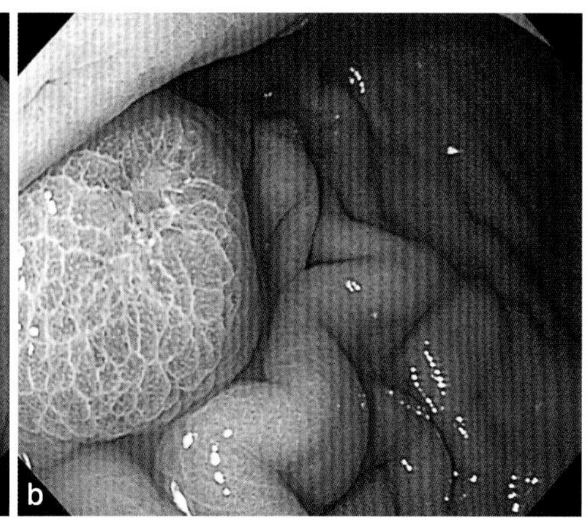

该病例因胃十二指肠溃疡除菌半年后胃体部新发现多发隆起性糜烂。糜烂灶无恶性表现。除菌后新出现体部糜烂，背景胃黏膜呈胃除菌后表现，也就是体部的弥漫性发红消失及黏膜表面平滑化（黏膜表面有光泽），内镜诊断为除菌成功。

图 3　慢性胃炎除菌 5 个月后（隆起性糜烂，顶上型糜烂的一种类型？）

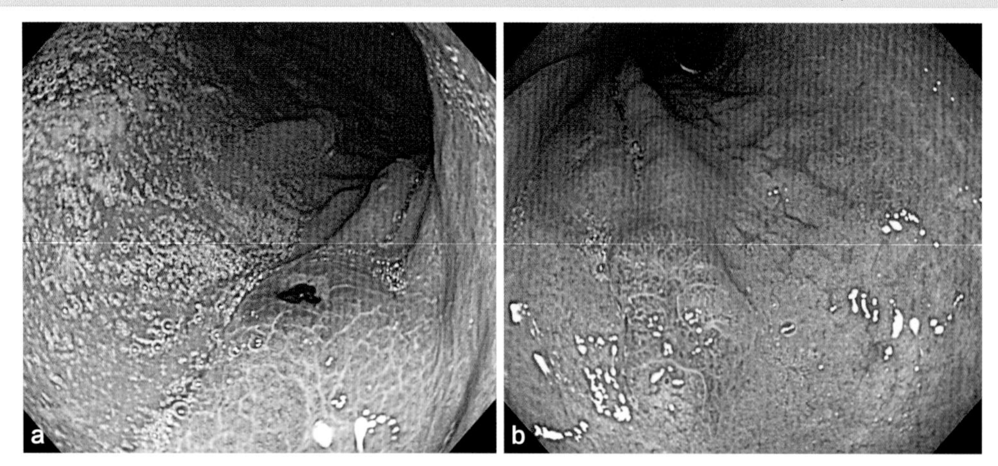

该患者除菌 5 个月后，胃体部新出现多发隆起性糜烂。糜烂见于胃体皱襞的顶上及脊的延长线上。部分糜烂可见陈旧性出血斑附着，考虑为糜烂出血。根据除菌后新出现糜烂，背景胃黏膜的弥漫性发红消失，黏膜表现平滑化，可见地图状小斑状发红，内镜诊断除菌成功。

图 4　*Hp* 阳性的体部线状糜烂

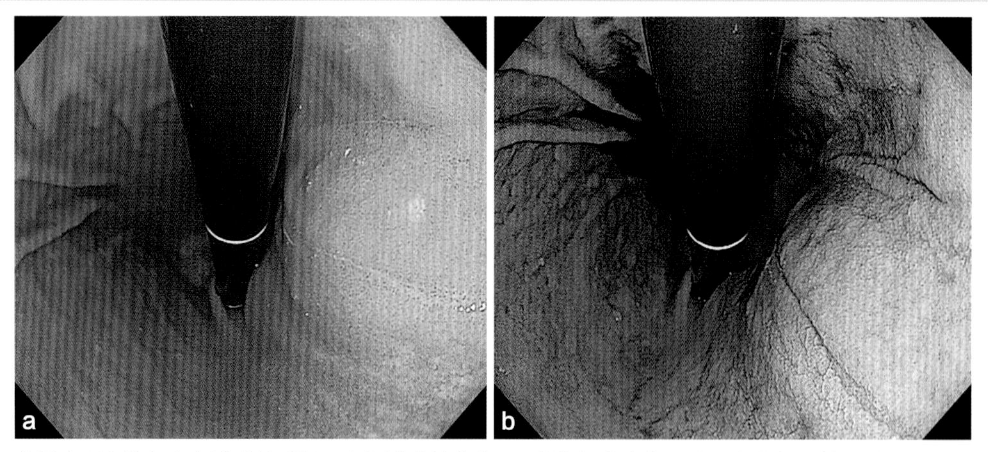

糜烂出现在体部大弯皱襞的对侧，宛如皱襞的摹本。**b** 为靛胭脂染色照片。该病例已使用质子泵抑制剂，因此乍看黏膜表面像 *Hp* 阴性，但实际上为阳性。

图 5 *Hp* 阳性的胃体小弯纵行糜烂

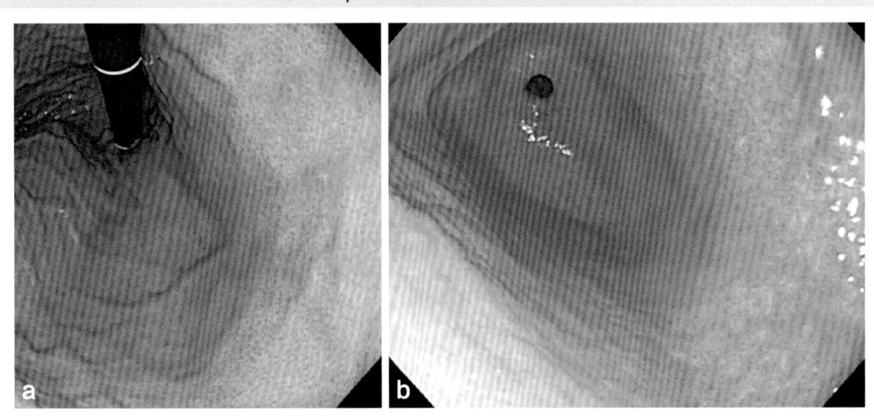

胃体小弯可见纵行排列的多发不规则小糜烂（**a**）。糜烂发生在纵行发红（脊状发红）的中心。该病例根据胃体背景黏膜表现，乍看考虑为 *Hp* 阴性，但胃窦部有粗大的胃黏膜像（**b**），培养检查明确为 *Hp* 阳性。胃体小弯的纵行发红多出现在 *Hp* 阴性的胃黏膜，但考虑到本病例纵行发红伴有糜烂，胃窦部有粗大黏膜像，因此内镜表现与 *Hp* 阳性不矛盾。

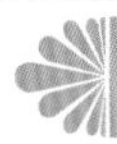

体部糜烂

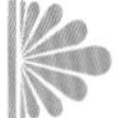

解 说

胃体糜烂在 *Hp* 阳性或阴性均可见到，*Hp* 阴性病例稍多，但差异无统计学意义。多中心研究发现，见到胃体部平坦糜烂，则70%的可能性为 *Hp* 阴性，但如为隆起性糜烂，则 *Hp* 阴性的可能性为五五开（50%）。其次，*Hp* 除菌后会怎样，关于胃体糜烂尚无一致的论文报道。但如仅限于胃体，则除菌成功后，平坦糜烂较多，有统计学意义。也就是说，除菌成功后出现新的糜烂，推测为除菌成功后胃酸分泌恢复所致。除菌后新出现糜烂，如结合背景黏膜的感染表现消失，则可内镜诊断为除菌成功。

胃体糜烂主要有3种：①皱襞的顶上（脊上）及其延长线上的纵行糜烂（**图**1）。②皱襞上及其延长线上发生的隆起性糜烂（**图**2，**图**3）。③小弯侧纵行（或沿纵长排列）糜烂（**图**4，**图**5）。①称为顶上（型）糜烂。②为多发隆起性糜烂排列于皱襞上，如章鱼的足，故称为章鱼吸盘糜烂。②的糜烂也可出现在皱襞的顶上及其延长线上，也可认为为顶上型糜烂的一种。③将纵行连续成线状的糜烂称为胃体线状糜烂（**图**4）。胃体线状糜烂不同于①，多位于大弯侧皱襞的对侧（= 小弯侧）或前后壁，伴有如同打印出来的纵行发红（脊状发红），糜烂可发生于发红的个别部位。

文 献

[1] Kato T, Yagi N, Kamada T, et al；Study Group for Establishing Endoscopic Diagnosis of Chronic Gastritis：Diagnosis of *Helicobacter pylori* infection in gastric mucosa by endoscopic features：a multicenter prospective study. Dig Endosc 2013；25：508-518

[2] Kato M, Terao S, Adachi K, et al；Study Group for Establishing Endoscopic Diagnosis of Chronic Gastritis：Changes in endoscopic findings of gastritis after cure of *H. pylori* infection：multicenter prospective trial. Dig Endosc 2013；25：264-273

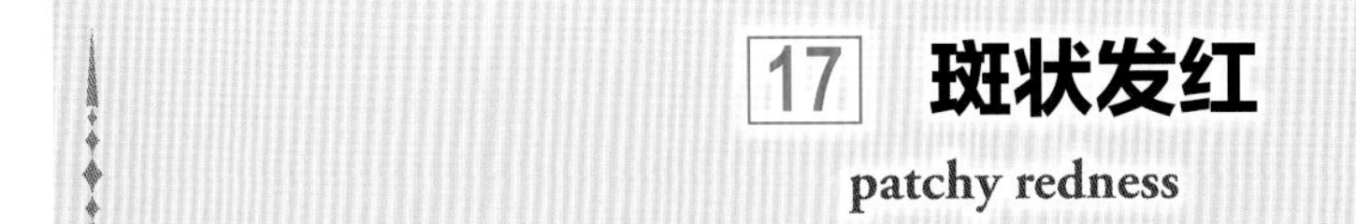

17 斑状发红

patchy redness

川村 昌司

解 说 ▸▸ p89

图 1 *Hp* 阳性的萎缩性胃炎伴胃窦斑状发红

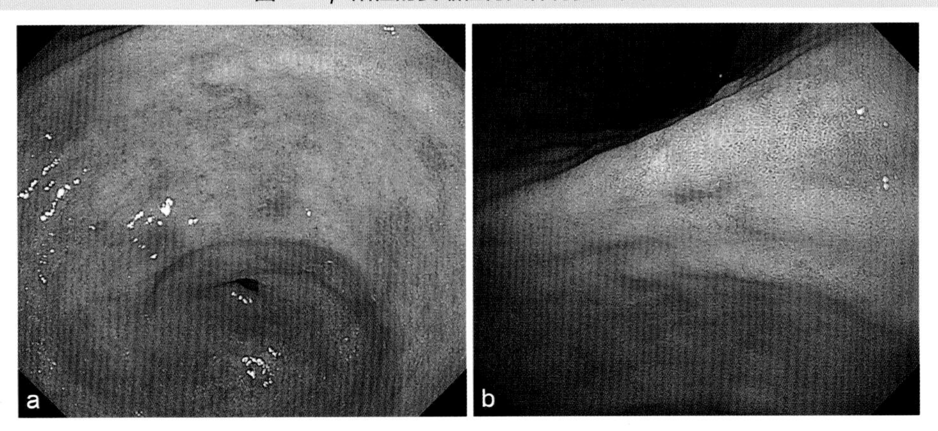

图 2 *Hp* 阳性病例的斑状发红

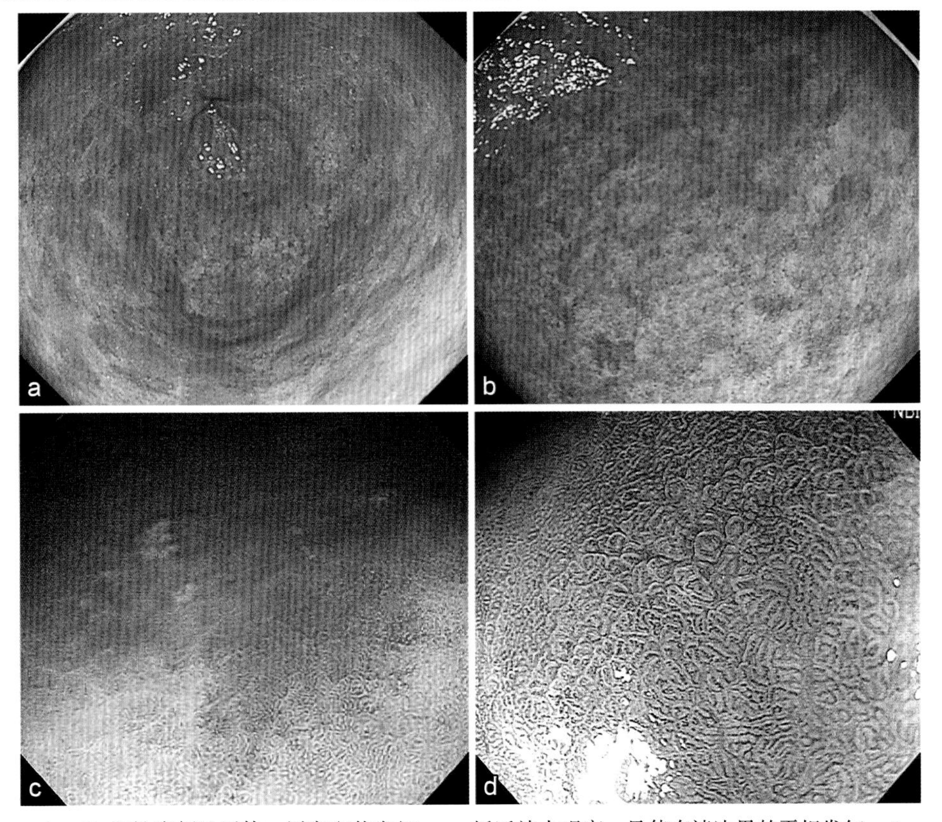

a, b : *Hp* 阳性病例见胃体、胃窦斑状发红。**c :** 抵近放大观察，见伴有淡边界的平坦发红。**d :** NBI 放大观察，见表面结构伴有轻度变化，内镜表现为平坦、边界不清晰（结构增强 B8，色彩增加 1）。

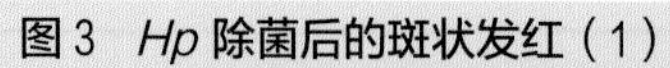

图 3　*Hp* 除菌后的斑状发红（1）

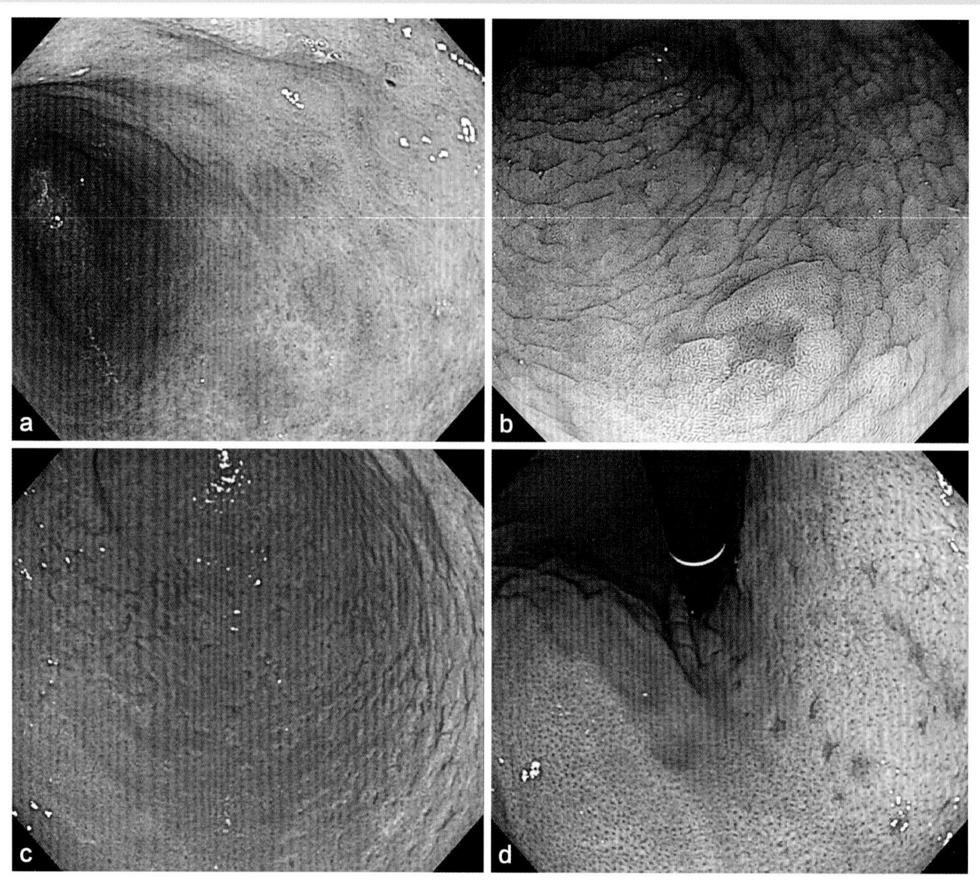

a：*Hp* 除菌后见胃窦部斑状发红。
b：靛胭脂染色见多发界线清晰的凹陷。
c，d：体部也见到界线清晰的凹陷性斑状发红。

图 4 *Hp* 除菌后的斑状发红（2）

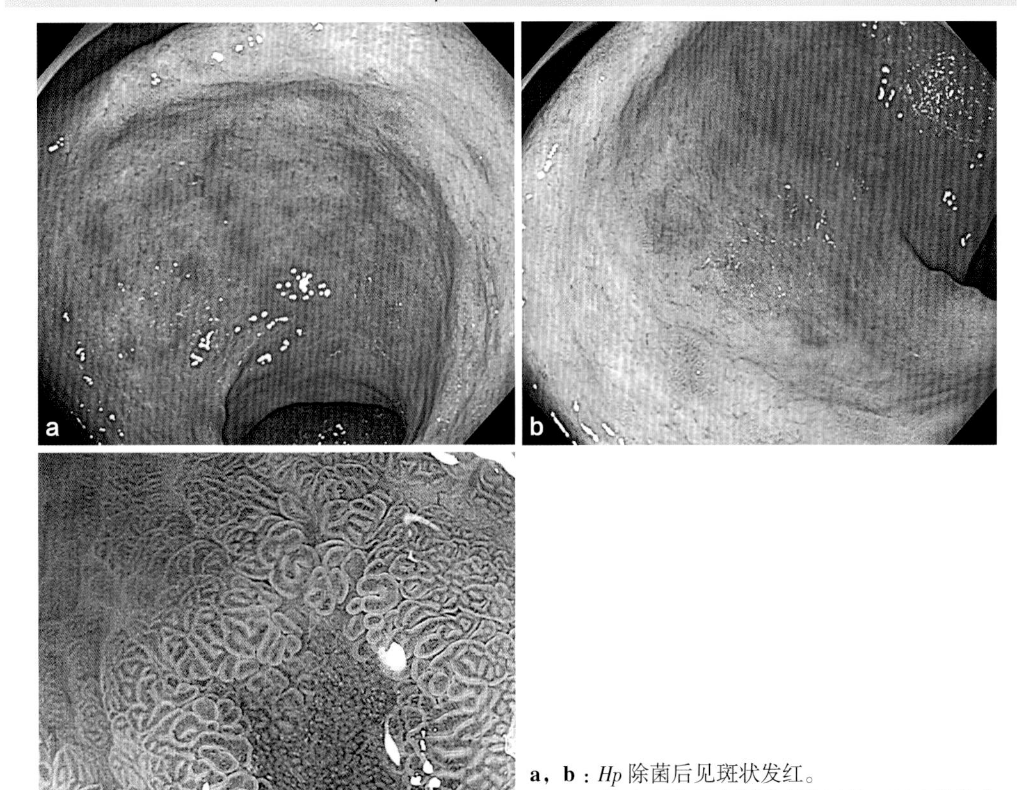

a，b：*Hp* 除菌后见斑状发红。
c：NBI 放大观察及边界清晰的凹陷，凹陷处微小血管走行未见不规整（结构增强 B8，色彩增强 1）。

图 5 低剂量阿司匹林口服患者的胃窦斑状发红

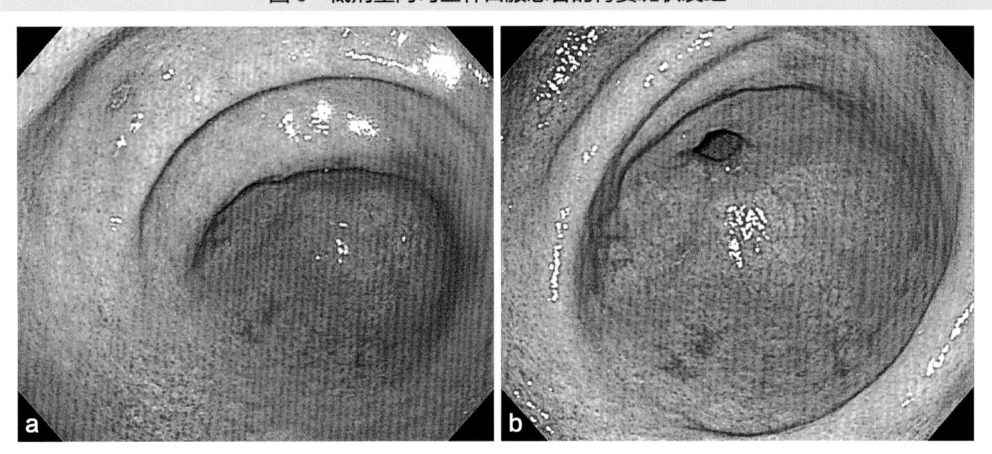

a，b：部分发红伴有糜烂。

图6 NSAIDs口服患者的胃窦、体部斑状发红

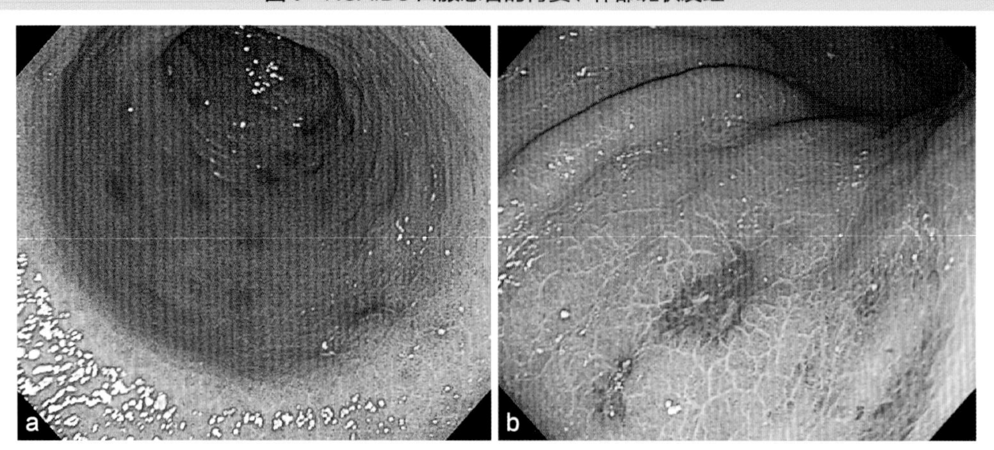

a：胃窦部见散在发红。**b**：胃体斑状发红伴糜烂。

图7 NSAIDs口服患者的胃窦斑状发红

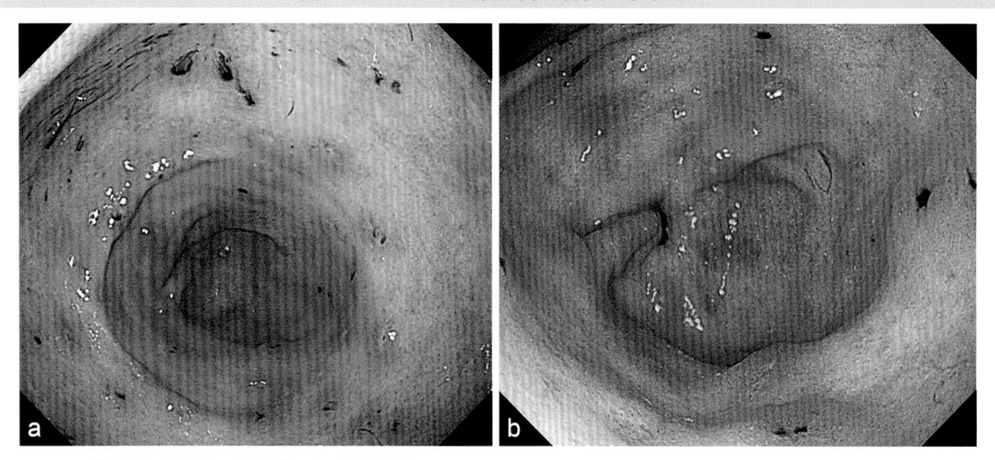

a，b：部分伴有糜烂、陈旧性出血斑附着。

斑状发红

解 说

斑状发红（patchy redness）是指内镜下见到胃黏膜类圆形发红。

Hp 感染慢性胃炎所伴发的斑状发红，在内镜下胃黏膜萎缩基础上，多于胃窦至胃体部，呈淡边界的多发平坦发红（图1，图2）。

另外，*Hp* 除菌后胃黏膜也可见斑状发红。与上述 *Hp* 感染时的斑状发红相比，除菌后斑状发红多边界清晰，呈凹陷形状，有时可见胃体伴有大范围的地图状发红（图3，图4）(参见 18 地图状发红)。有报道认为，除菌后斑状发红呈斑点状（mottled patchy redness），与肠上皮化生相关，可认为是 *Hp* 既往感染的重要表现。

另一方面，与 *Hp* 感染无关，尚可见到低剂量阿司匹林、NSAIDs 等药物损伤胃黏膜导致的斑状发红。服用低剂量阿司匹林、NSAIDs 所致斑状发红的特征是，以胃窦为中心，呈淡边界的多发类圆形发红，有时可伴有陈旧性出血斑、糜烂及溃疡（图5～图7）。服用药物所致斑状发红，在停用致病药物后，有时可见发红改善。

如上所述，斑状发红可见于无 *Hp* 感染、现感染及既往感染等各种情况，因此单凭有无斑状发红难以诊断 *Hp* 感染状态。然而，斑状发红因病因不同，可分别呈特征性内镜表现，在理解上述内镜特征的基础上，对斑状发红进行观察显得尤为重要。

内镜下需与斑状发红鉴别的发红是 *Hp* 感染时的点状发红，与斑状发红相比，点状发红呈小的点状或小点状的集合体，多见于胃体、胃底。另外，毛细血管扩张或增生性小息肉在内镜下也可呈斑状发红样外观，应加以鉴别。

文 献

[1] Kaminishi M, Yamaguchi H, Nomura S, et al：Endoscopic classification of chronic gastritis based on a pilot study by the research society for gastritis. Dig Endosc 2002；14：138-151

[2] Nomura S, Terao S, Adachi K, et al：Endoscopic diagnosis of gastric mucosal activity and inflammation. Dig Endosc 2013；25：136-146

[3] Nagata N, Shimbo T, Akiyama J, et al：Predictability of gastric intestinal metaplasia by mottled patchy erythema seen on endoscopy. Gastroenterology Research 2011；4：203-209

[4] Iwamoto J, Mizokami Y, Shimokobe K, et al：Clinical features of gastroduodenal ulcer in Japanese patients taking low-dose aspirin. Dig Dis Sci 2010；55：2270-2274

[5] Huang JQ, Sridhar S and Hunt RH：Role of infection and non-steroidal anti-inflammatory drugs in peptic-ulcer disease：a meta-analysis. Lancet 2002；359（9300）：14-22

18 地图状发红

map-like redness

安田 贡

解 说 ⋙ p92

图1 胃窦部的地图状发红

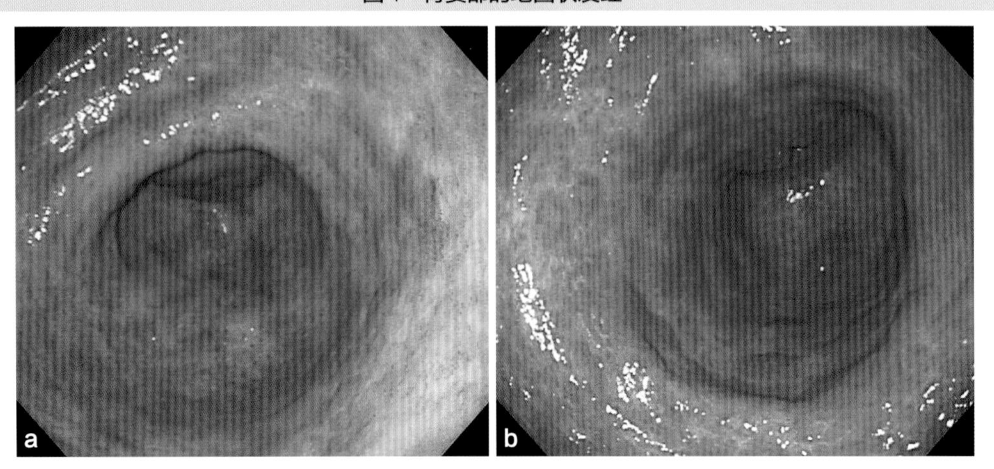

a：胃窦萎缩黏膜出现地图状发红。
b：斑状发红愈合形成地图状。

图2 地图状发红（1）

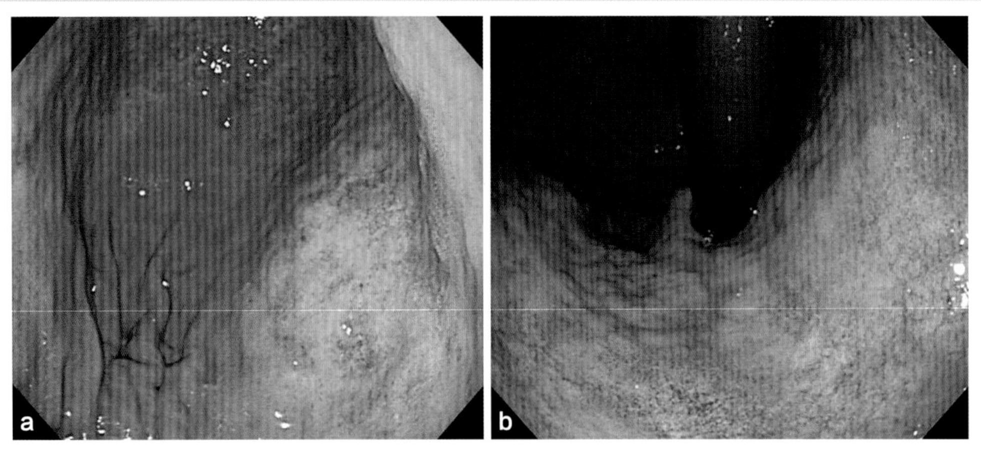

a：胃体中部延至胃体下部的地图状发红。
b：胃体上部至贲门部的地图状发红。

图 3 地图状发红（2）

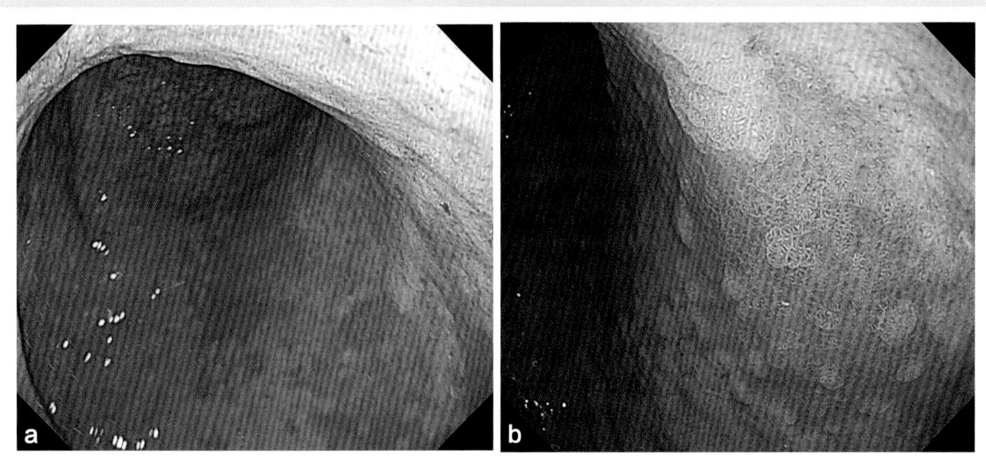

a：界线较为清晰的典型地图状发红。
b：典型地图状发红的抵近观察。与周围相比，稍凹陷。

图 4 除菌前后的变化

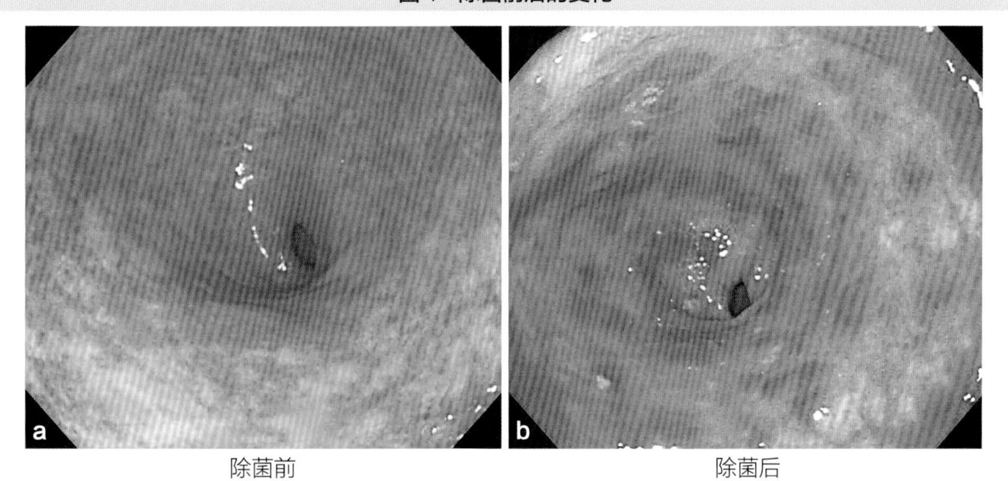

除菌前 除菌后

a：胃窦黏膜萎缩、肠上皮化生（除菌前）。
b：胃窦部出现地图状发红（除菌后）。

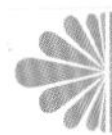

地图状发红

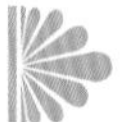

解 说

地图状发红（map-like redness）是 *Hp* 除菌治疗后出现的特征性表现。

Hp 感染的基本内镜表现为弥漫性发红，有些病例在除菌后，弥漫性发红消失，然后斑点状发红更为明显。

发红的形态与大小各不相同，但与 *Hp* 感染时所见的斑状发红相比，地图状发红多界线较清晰、稍稍凹陷。大小比见于胃上部的点状发红稍大。以胃窦为中心出现 5 ~ 10mm 的斑点状发红（**图 1**）或稍大的地图状发红。发红有轻（**图 2**）、有重（**图 3**），表现多样。

活检病理多可见肠上皮化生。考虑是由于除菌后胃内环境变化，导致肠上皮化生的区域更加明显。**图 4** 为胃窦黏膜萎缩、肠上皮化生的病例，除菌后出现地图状发红。

这种地图状发红，并非除菌后必定出现，但见到这样的表现，考虑为除菌后胃黏膜大致不错。

文 献

[1] Nagata N, Shimbo T, Akiyama J, et al：Predictability of gastric intestinal metaplasia by mottled patchy erythema seen on endoscopy. Gastroenterology Research 2011；4：203-209

[2] Watanabe K, Nagata N, Nakashima R, et al：Predictive findings for *Helicobacter pylori*-uninfected, -infected and -eradicated gastric mucosa：Validation study. World J Gastroenterol 2013；19：4374-4379

19 多发性白色扁平隆起

multiple white and flat elevated lesions

镰田 智有

解 说 ▸▸▸ p95

图 1 多发性白色扁平隆起

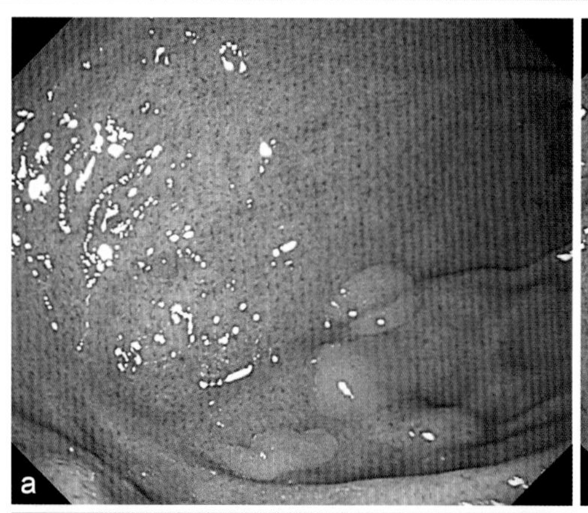

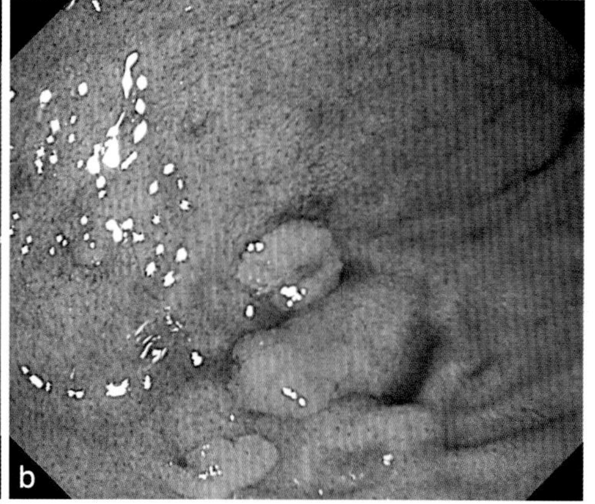

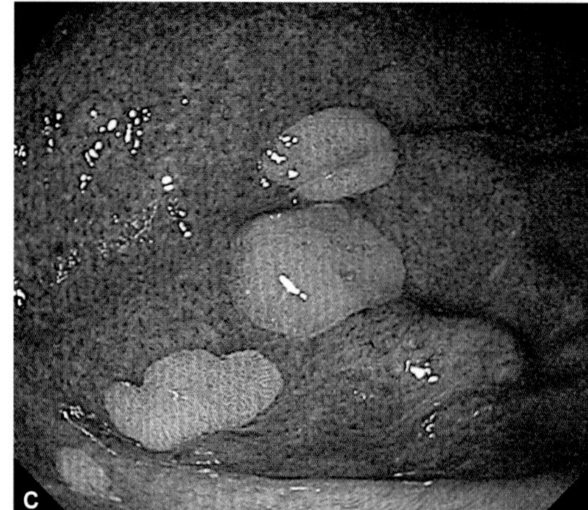

70 多岁，女性，因反流性食管炎长期服用 PPI，胃底大弯侧见多发白色扁平隆起。

a：普通内镜像。

b：靛胭脂染色像。

c：NBI 观察像。

d：白色扁平隆起的活检病理像（低倍放大，HE 染色）。

e：同一活检组织病理像（高倍放大，HE 染色）。可见胃底腺小凹上皮的增生性变化。

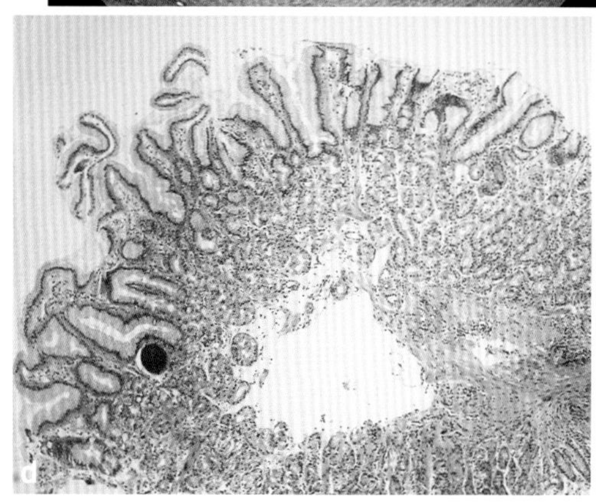

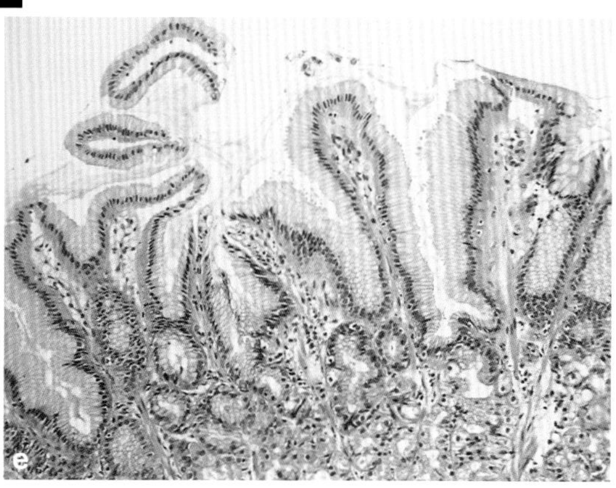

图2 多发性白色扁平隆起（2）

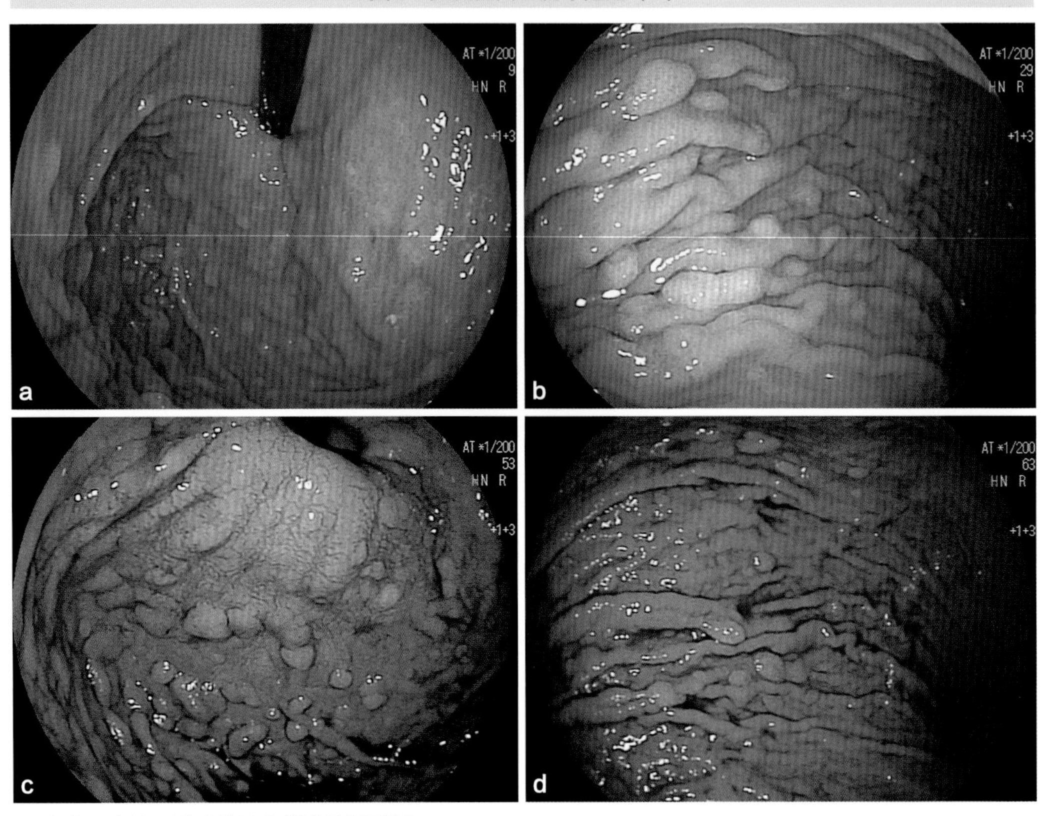

80多岁，女性，因反流性食管炎长期服用PPI。
a，b：普通内镜观察见胃体－胃底大弯多发白色扁平隆起。
c，d：靛胭脂染色后，病变更加清晰。

图3 多发性白色扁平隆起（3）

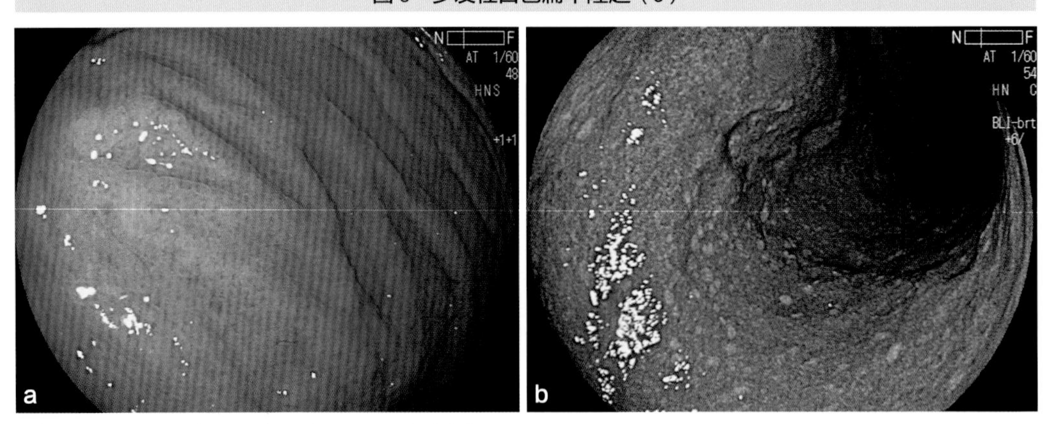

胃体大弯见多发白色扁平隆起（服用PPI的病例）。
a：普通内镜像。
b：BLI-bright模式下，白色扁平隆起更清晰。

图3 接上页 多发性白色扁平隆起（3）

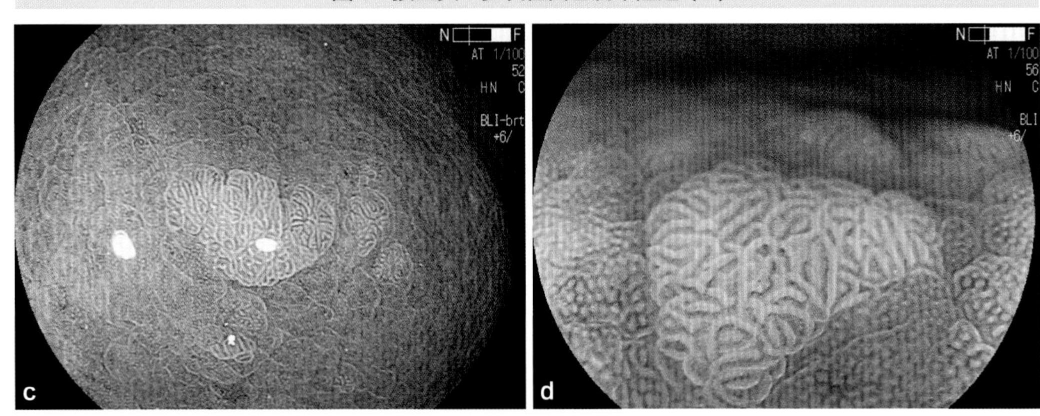

c：BLI-bright 模式的中倍放大像。
d：BLI-bright 模式的高倍放大像。表面结构呈管状微结构。

多发性白色扁平隆起

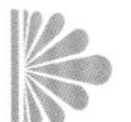

解 说

胃体上部至胃底部存在白色的多发扁平隆起病灶。迄今报道病例不多，川口等在第73届日本消化内镜学会总会上，首次以《胃体部白色扁平隆起的探讨》为题报道20例。这些患者的特征是，男女比为7 ： 13，女性多于男性，平均年龄68.1岁（38~92岁）。20例中，13例（65%）接受了PPI或H_2受体拮抗剂治疗。

自从该报道以来，针对PPI治疗患者，仔细观察胃体上部至胃底部，逐渐认识到发现多发白色扁平隆起的概率比较高。观察胃体上部至胃底大弯侧，可见大小各异的多发性白色扁平隆起（图1，图2）。远观有时不能发现病灶，但抵近观察或使用图像增加内镜（NBI：Narrow Band Imaging，窄带成像；FICE：Flexible Spectral Imaging Color Enhcancement，智能分光比色技术；BLI：Blue Laser Imaging，蓝激光成像）（图3）等可确诊病变。内镜下的特征性表现为，大小各异的多发白色扁平隆起，隆起表面无类似胃底腺息肉的扩张血管结构，抵近观察可见管状微结构。组织学上为胃底腺小凹上皮的增生性变化（图1c）。目前，对于反流性食管炎，长期进行PPI治疗，可以想象今后发现多发性白色扁平隆起（春间·川口病变）的病例会增加。

文 献

[1] 川口 実，新井英二，野澤秀樹，他：胃体部にみられる白色扁平隆起の検討. Gastroenterol Endosc 2007；49(Suppl 1)：958
[2] 春間 賢，塩谷昭子，鎌田智有，他：PPI 長期投与の問題点—胃ポリープの発生. 消化器内科 2013；56：190-193

附注

敷石状黏膜

镰田　智有

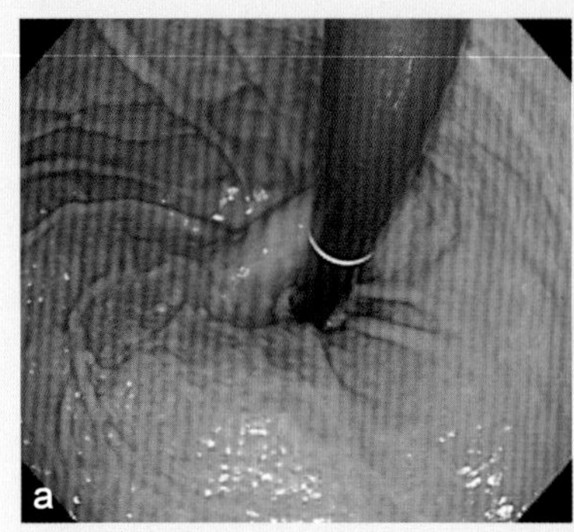

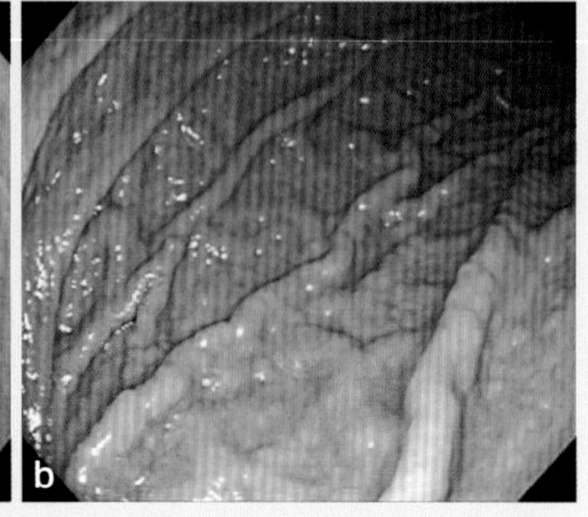

图 1　反流性食管炎，长期 PPI 服药中的患者
胃体部见敷石样黏膜。
a：胃体仰视照片。
b：胃体俯视照片。

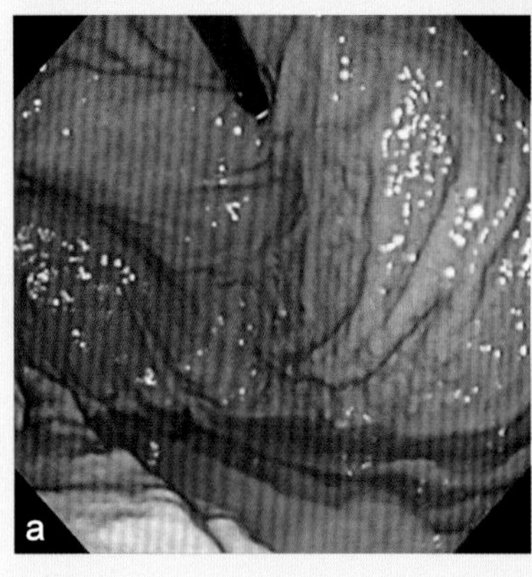

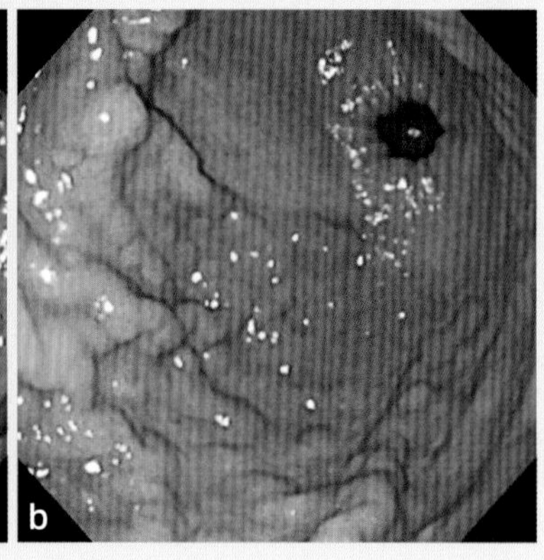

图 2　细口径内镜观察
胃体部见敷石样黏膜。
a：胃体仰视照片。
b：胃体俯视照片。

胃体黏膜宛如铺路石样，即“敷石状黏膜”。敷石状黏膜与周围黏膜色泽相同，主体为无数的小颗粒状隆起。隆起多见于皱襞与皱襞之间，乍见给人以软、厚的印象。迄今报道病例很少，其特征是多见于无 *Hp* 感染，长期服用 PPI 的病例（图 1～图 3）。PPI 与胃的壁细胞质子泵结合，抑制胃酸分泌，长期 PPI 的直接作用或高胃泌素血症导致壁细胞增生性变化或变形，产生隆起。服用 PPI 可导致胃体部的黏膜变化，表现为见于胃体上部至胃底部的白色扁平隆起，但为大小各异的多发白色低平扁平隆起，可与敷石状黏膜相鉴别。

参考文献

春間　賢，塩谷昭子，鎌田智有，他：PPI 長期投与の問題点—胃ポリープの発生．消化器内科　2013；56：190-193

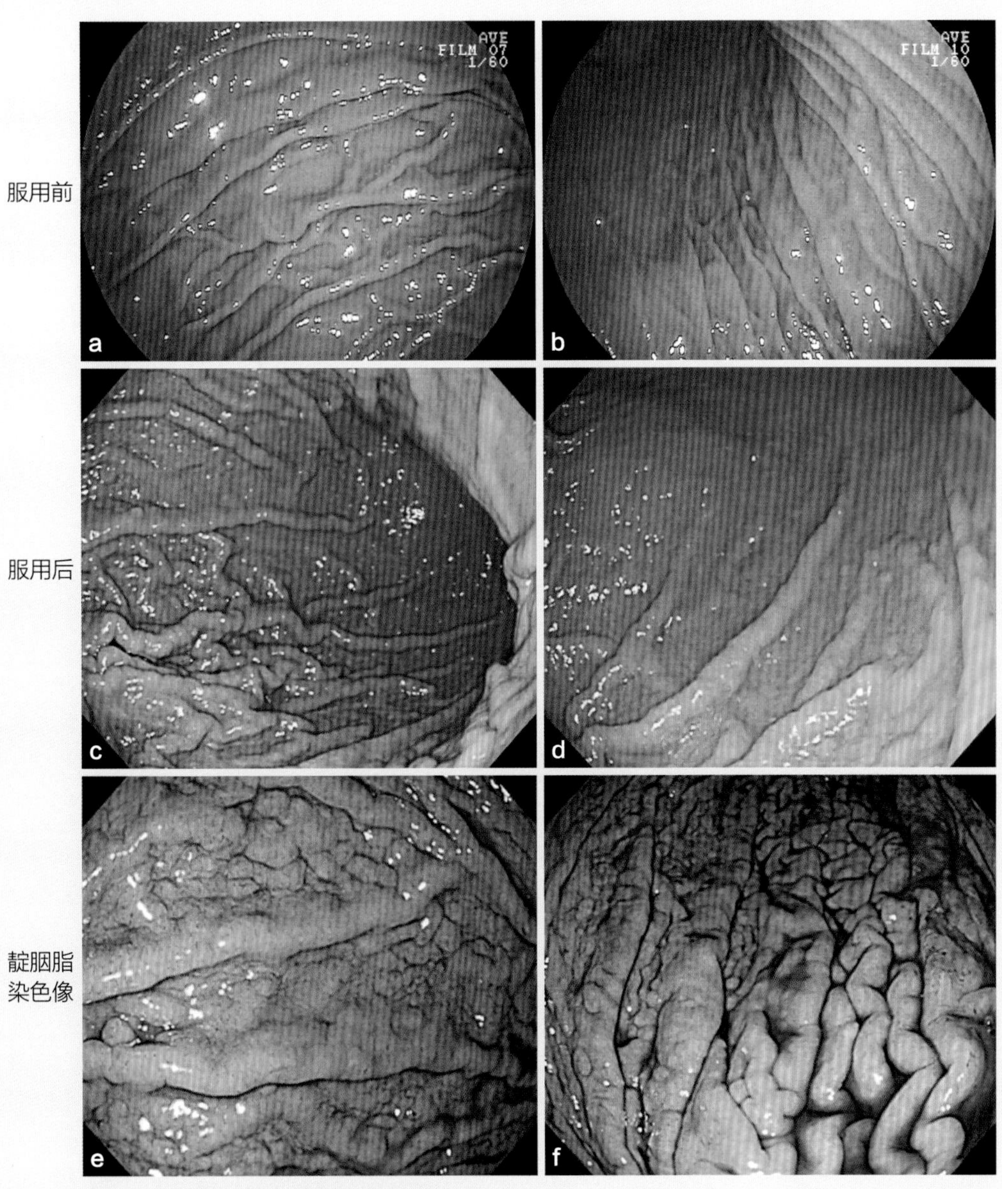

图3 PPI服用前后的敷石状黏膜表现

a，b：服用PPI前。胃体黏膜平滑，未见敷石状黏膜。

c，d：服用PPI后。胃体部可见敷石状黏膜。

e，f：靛胭脂染色像。皱襞与皱襞间的敷石状黏膜更加明显。

第 3 章

考虑到胃癌风险的内镜表现评分

第 3 章 考虑到胃癌风险的内镜表现评分

1. 解 说

加藤 元嗣

京都胃炎分类，分为胃炎内镜表现记录方法的分类与评价胃癌风险的分类。前者在第 2 章中已有总结，在此介绍如何通过捕捉内镜表现，评价胃癌风险。

1 胃癌与背景胃炎的关系

胃癌是一种在慢性胃炎基础上发生的疾病。*Hp* 与胃癌的关系类似病毒性肝炎与肝癌、溃疡性结肠炎与结肠癌、反流性食管炎与食管腺癌的关系，都是随着炎症的持续，基因突变蓄积到一定程度导致癌症发生。分化型胃癌与未分化型胃癌均发生于 *Hp* 感染导致的炎症黏膜，发生于无 *Hp* 感染黏膜的胃癌在 1% 以下。根据欧洲一项前瞻性研究，经 15 年随访，萎缩性胃炎患者中，约 10% 发生胃癌，而无萎缩的对照组未发现胃癌发生。日本也有采用定期内镜检查的类似的前瞻性报道。

已知慢性胃炎的原因除 *Hp* 感染外，尚有自身免疫性的 A 型胃炎，但在日本极少。胃黏膜感染 *Hp* 后，黏膜固有层炎症细胞浸润开始聚集。这些细胞中有负责免疫的淋巴细胞、分泌免疫球蛋白的浆细胞等，也有附随的中性粒细胞。淋巴细胞聚集，形成滤泡，损伤胃黏膜上皮，出现黏膜上皮增殖增生变化，各种破坏、再生过程反复、交替。不久，固有胃腺逐渐消失，出现假幽门腺化生与肠上皮化生，导致萎缩性胃炎改变。

慢性胃炎根据炎症的部位，分为胃窦为主型胃炎、全胃胃炎及胃体为主型胃炎 3 种（**图 1**）。相关疾病的发生与胃炎类型密切相关。胃窦为主型胃炎胃酸分泌亢进，容易发生十二指肠溃疡，极少发生胃癌。全胃胃炎的炎症在胃体扩展，容易发生未分化型胃癌。胃体为主型胃炎的萎缩性改变在胃体扩展，导致胃酸分泌低下，容易出现胃溃疡及分化型胃癌。日本人中，胃体为主型胃炎多见，*Hp* 感染者进展为萎缩性胃炎的频率高。这种萎缩及肠上皮化生与分化型胃癌的发生关系密切。尤其是有人指出不完全型肠上皮化生与分化型胃癌的相关性，但尚无明确提示腺癌发生于肠上皮化生腺管的证据。不过，伴肠上皮化生的背景黏膜发生分化型胃癌的风险增高的现象，迄今为止的临床研究已经明确。

根据胃窦与胃体的病理学萎缩及肠上皮化生的程度，对胃癌风险进行评价的分类有 OLGA 分类（Operative Link on Gastritis Assessment）及 OLGIM 分类（Operative

图1 伴 *Hp* 感染的胃炎类型

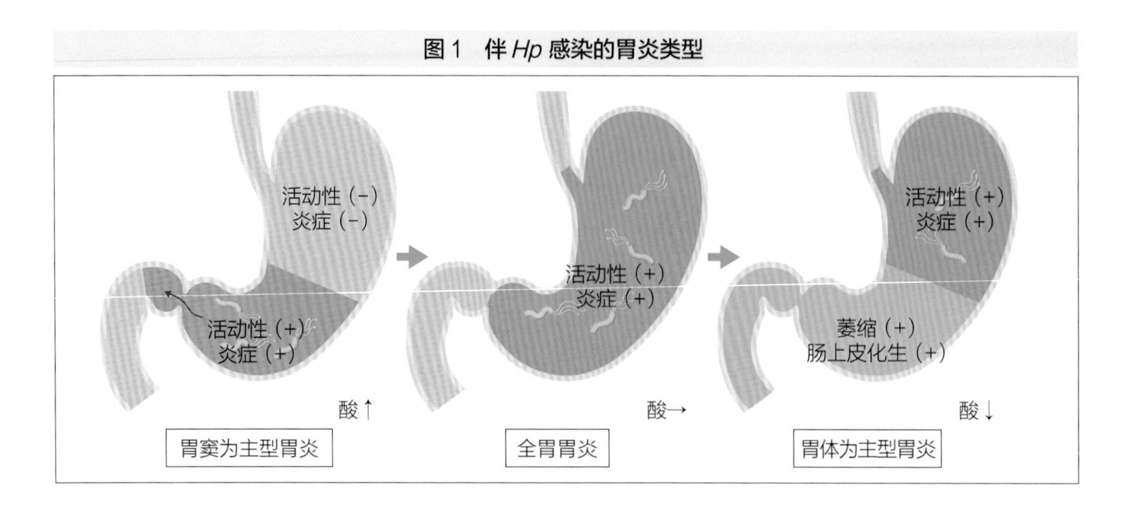

图2 OLGA分类与OLGIM分类

胃癌风险水平		胃体（病理）无萎缩	胃体（病理）轻度萎缩	胃体（病理）中度萎缩	胃体（病理）重度萎缩
胃窦（病理）	无萎缩	0级	Ⅰ级	Ⅱ级	Ⅲ级
	轻度萎缩	Ⅰ级	Ⅰ级	Ⅱ级	Ⅲ级
	中度萎缩	Ⅱ级	Ⅱ级	Ⅲ级	Ⅳ级
	重度萎缩	Ⅲ级	Ⅲ级	Ⅳ级	Ⅳ级

OLGA分级

[Rugge M，et al：Gut 2007；56:631-636]

胃癌风险水平		胃体（病理）无IM	胃体（病理）轻度IM	胃体（病理）中度IM	胃体（病理）重度IM
胃窦（病理）	无IM	0级	Ⅰ级	Ⅱ级	Ⅲ级
	轻度IM	Ⅰ级	Ⅰ级	Ⅱ级	Ⅲ级
	中度IM	Ⅱ级	Ⅱ级	Ⅲ级	Ⅳ级
	重度IM	Ⅲ级	Ⅲ级	Ⅳ级	Ⅳ级

IM：肠上皮化生

最低分级（0级）至最高分级（Ⅳ级）

OLGIM分级

[Capelle LG,et al:Gastrointest Endosc 2010;71:1150-1158]

Link on Gastric Intestinal Metaplasia Assessment）（图2）。利用该分类的病例对照研究发现，OLGIM分类与胃癌具有显著相关性。胃体胃炎的比值比（odds ratio）为3.4（1.4～8.1），如结合OLGIM一起评价，则比值比上升至9.8（2.6～36.7）。

2 与胃癌风险相关的内镜表现

日本的病例对照研究，对萎缩的程度、范围及发红、颗粒状变化等内镜表现与胃癌的风险进行了探讨。萎缩性胃炎的胃癌风险为 5.13（2.79 ~ 9.42），高度萎缩者分化型胃癌风险上窜至 24.71（3.46 ~ 176.68），未分化型胃癌风险为 3.49（1.77 ~ 6.89）。发红及颗粒状变化等内镜表现不增加胃癌风险，萎缩性变化对胃癌发生尤为重要。有人报道了综合体检中内镜胃癌筛查与此后 11 年发现胃癌的频度的关系。内镜发现萎缩范围为 C-0、C-1 者，胃癌频度为 0，C-2、C-3 者为 2.2%，O-1、O-2 者为 4.4%，O-3、O-P 者为 10.3%，提示随着胃黏膜萎缩的进展，胃癌发生频度增高。

主要见于幽门胃窦部的白色顶部多发小隆起的鸡皮样胃炎，是 *Hp* 感染导致明显滤泡形成的特殊类型的胃炎。年轻女性鸡皮样胃炎比值为 64.2，以未分化型胃癌为主。另外，胃体皱襞肿大增加未分化型胃癌风险，但尚无利用内镜检查的研究，不过胃 X 线检查的研究已提示了这一点。如将皱襞宽度在 4mm 以下作 1，则 5mm 为 3.16，6mm 为 8.6，7mm 为 35.5，随着皱襞宽度的增加，胃癌风险也增加。

3 胃癌风险的内镜表现评分

根据以上几点，考虑到胃癌的风险，将萎缩、肠上皮化生、皱襞肿大、鸡皮样等内镜表现挑出来考虑。另外，考虑到 *Hp* 除菌对胃癌的抑制作用，将区别 *Hp* 感染与 *Hp* 除菌后的表现——弥漫性发红也加以考虑。也就是说，除菌后炎症细胞浸润消退，胃黏膜如能恢复至近乎未感染黏膜的状态，则胃癌风险可以降低（**表 1**）。

●萎缩（A）

不区分白光内镜与图像增强内镜（IEE）。未见萎缩的 C-0、C-1 者评分 0 分，轻度萎缩的 C-2、C-3 者评分 1 分，中重度萎缩 O-1~O-P 者评分 2 分。例如，评分为 1 则记为 A_1。

●肠上皮化生（IM）

肠上皮化生在白光内镜下与 IEE 内镜下观察表现完全不同。白光内镜下表现出称为特异性肠上皮化生的白色隆起病变或除菌后的发红凹陷病变。然而，采用美蓝染色后，可见到除特异性以外的肠上皮化生也染成蓝色。利用 NBI、BLI 等短波长窄带光观察肠上皮化生时，可见小凹上皮表面淡蓝色镶边——亮蓝冠（light blue crest，LBC）。另外，特异性肠上皮化生在 NBI 及 BLI 下，见白色不透明物质（white opague substance，WOS），如同白色物质沉积于黏膜上皮。通过 IEE 内镜观察 LBC、WOS 的程度与范围。因此，将白光内镜与 IEE 内镜观察区别开来，分别记录。

如无肠上皮化生则记为 0，肠上皮化生限于胃窦部记为 1，肠上皮化生扩散至胃体记为 2，白光内镜下的 1 分记为 IM_1，IEE 观察则在括号内标出。白光内镜观察为 1 分，IEE 观察为 2 分，则记为 $IM_{1(2)}$。

表1 胃癌风险的内镜表现评分

●**萎缩**：不区分白光内镜与 IEE 内镜
A→0（无 C-0~C-1），1（轻度 C-2~C-3），2（重度 O-1~O-P）
●**肠上皮化生**：区别白光内镜与 IEE 内镜
※IEE（NBI，BLI）评价 LBC、WOS 的程度与范围
※IEE 观察结果记入括号内，但不计入总分，如 $IM_{1(2)}$
IM→0（无），1（胃窦），2（胃窦，胃体）
●**皱襞肿大**
H→0（无），1（有）
●**鸡皮样**
N→0（无），1（有）
●**弥漫性发红**（胃体腺体区域的集合细静脉的透见性）：也要考虑到除菌后的变化
DR→0（无），1（轻度，部分区域 RAC+），2（高度）

★**记录方法**：记录全部指标，总评分记入最后的括号内（最少0分~最大8分）
如 $A_1IM_1H_1N_1DR_{2(6)}$

皱襞肿大

充分送气下观察，皱襞宽度在4mm以下算0分，在5mm以上算1分，记为 H_1。

鸡皮样

无鸡皮样算0分，见到鸡皮样算1分，记为 N_1。

弥漫性发红

观察无萎缩的胃体部腺体区域，如不习惯，可通过胃体部集合细静脉的透见性诊断弥漫性发红。见到RAC，无弥漫性发红算0分，RAC消失算2分，除菌后等原因，只能见到部分RAC，则算1分。如为2分，则记为 DR_2。

综合全部因素，记为 A_1 $IM_{1(2)}$ H_0 N_1 DR_2，总评分在最后的括号内标出来（不计算IEE评分），记录为 A_1 $IM_{1(2)}$ H_0 N_1 $DR_{2(5)}$，总评分为0~8分（**表2**）。

表 2 胃癌风险的内镜表现评分 不同疾病的推测评分

非 *Hp* 感染者	=0
胃窦为主型胃炎	=1
无萎缩的全胃胃炎（含鸡皮样）	=2~4
萎缩性胃炎（胃体为主型胃炎）	=3~8
除菌后病例	=-1~-2 低下

小结

该胃癌风险分类，是挑选现已报道的重要胃镜表现，计算分值，并非根据充分证据制订，今后必须在临床实际中，对该胃癌风险分类加以验证。根据其结果，可能需对评分进行变更，将其视为今后探讨的原案即可。

文 献

[1] Cheli R, Santi L, Ciancamerla G, et al：A clinical and statistical follow-up study of atrophic gastritis. Am J Dig Dis 1973；18：1061-1065

[2] Uemura N, Okamoto S, Yamamoto S, et al：*Helicobacter pylori* infection and the development of gastric cancer. N Engl J Med 2001；345：784-789

[3] Price AB：The Sydney System：Histological division. J Gastroenterol Hepatol 1991；6：209-222

[4] Rugge M, Meggio A, Pennelli G, et al：Gastritis staging in clinical practice：the OLGA staging system. Gut 2007；56：631-636

[5] Capelle LG, de Vries AC, Haringsma J, et al：The staging of gastritis with the OLGA system by using intestinal metaplasia as an accurate alternative for atrophic gastritis. Gastrointest Endosc 2010；71：1150-1158

[6] Tsai YC, Hsiao WH, Yang HB, et al：The corpus-predominant gastritis index may serve as an early marker of *Helicobacter pylori*-infected patients at risk of gastric cancer. Aliment Pharmacol Ther 2013；37：969-978

[7] Kato I, Tominaga S, Ito Y, et al：Atrophic gastritis and stomach cancer risk：cross-sectional analyses. Jpn J Cancer Res 1992；83：1041-1046

[8] 井上和彦，藤澤智雄，千貫大介，他：胃癌発生の背景粘膜—人間ドックにおける内視鏡検査からの検討．胃と腸 2009；44：1367-1373

[9] Kamada T, Tanaka A, Yamanaka Y, et al：Nodular gastritis with *Helicobacter pylori* infection is strongly associated with diffuse-type gastric cancer in young patients. Dig Endosc 2007；19：180-184

[10] Nishibayashi H, Kanayama S, Kiyohara T, et al：*Helicobacter pylori*-induced enlarged-fold gastritis is associated with increased mutagenicity of gastric juice, increased oxidative DNA damage, and an increased risk of gastric carcinoma. J Gastroenterol Hepatol 2003；18：1384-1391

第 3 章 考虑胃癌风险的内镜表现评分

2. 病 例

镰田 智有

病例 1 （除菌治疗前）

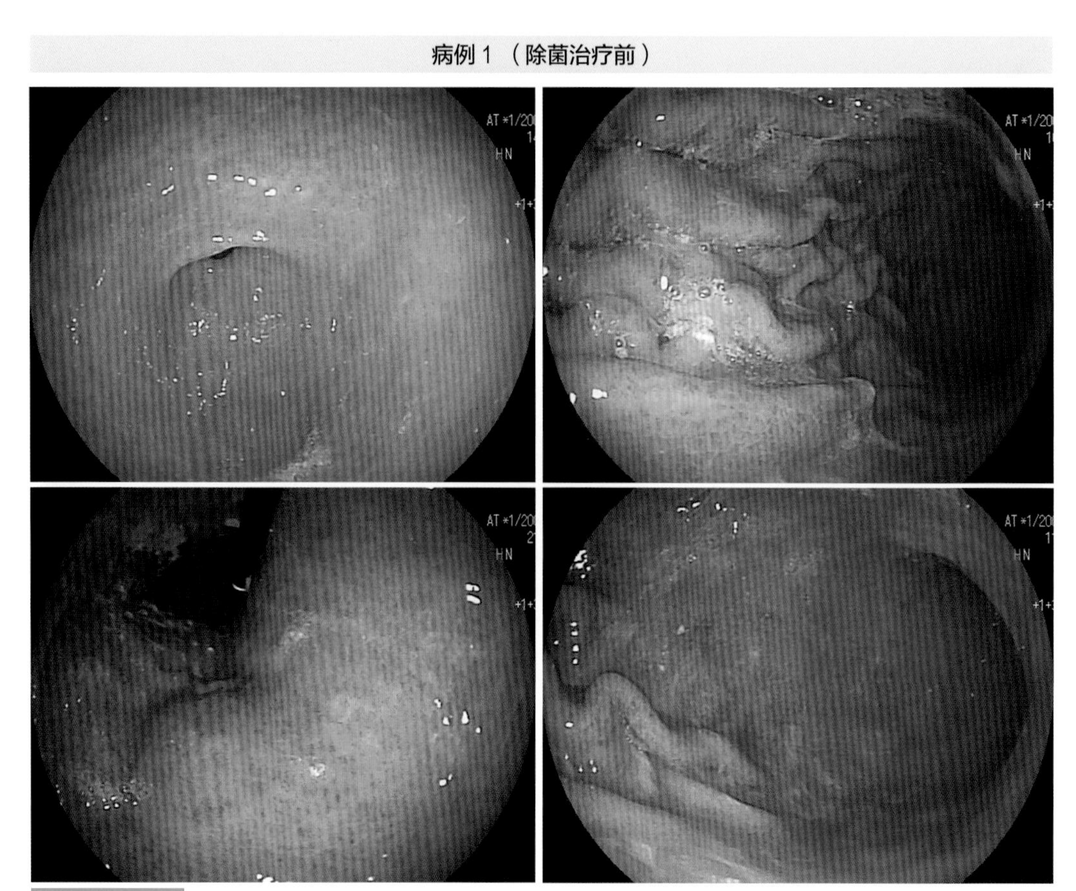

内镜所见评分 $A_1\ IM_0\ H_1\ N_1\ DR_{2(4)}$

[解说]
萎缩（木村· 竹本分类 C-3 型）: A_1
无肠上皮化生 : IM_0
有皱襞肿大 : H_1
有鸡皮样 : N_1
高度弥漫性发红 : DR_2
总分 : 4 分

病例 1 （除菌 1 年后）

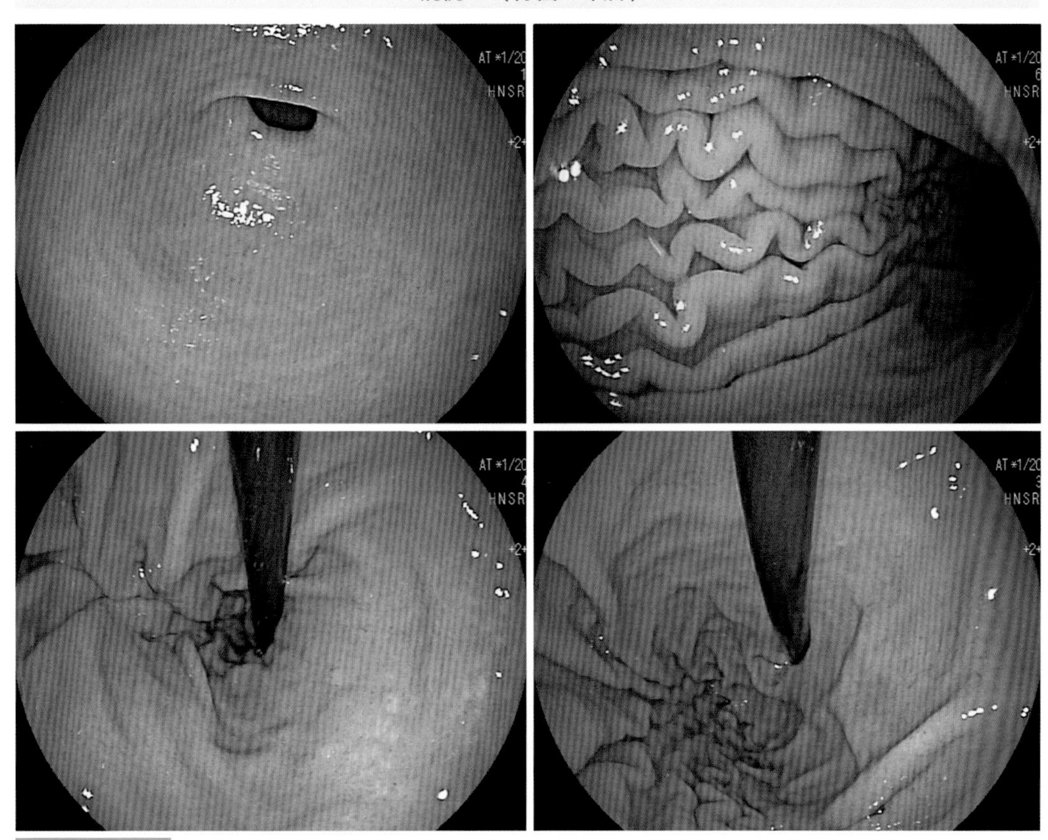

内镜所见评分 A_1 IM_0 H_0 N_0 $DR_{0(1)}$

[解说]
萎缩（木村· 竹本分类 C-3 型）：A_1
无肠上皮化生：IM_0
无皱襞肿大：H_0
无鸡皮样：N_0
无弥漫性发红：DR_0
总分：1 分
除菌 1 年后可见内镜表现均得到改善。

病例 2

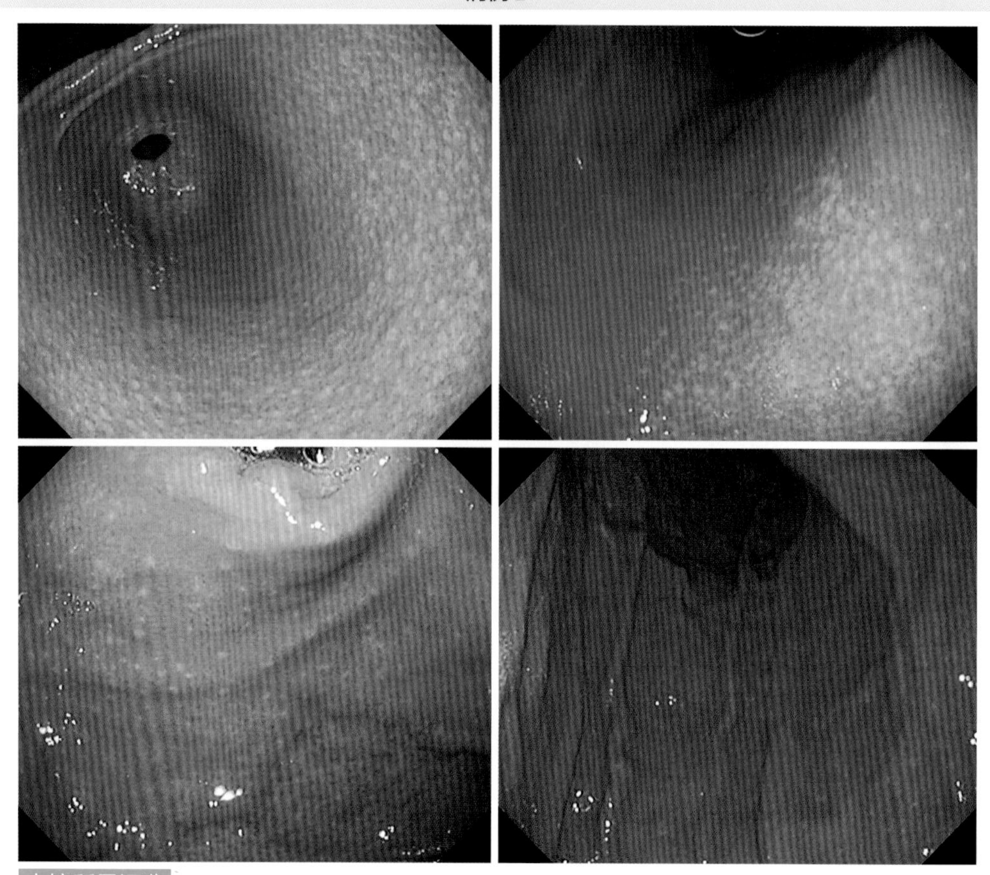

内镜所见评分 A_1 IM_0 H_0 N_1 $DR_{2(4)}$

[解说]
萎缩（木村·竹本分类 C-3 型）：A_1
无肠上皮化生：IM_0
无皱襞肿大：H_0
有鸡皮样：N_1
高度弥漫性发红：DR_2
总分：4 分

病例 3

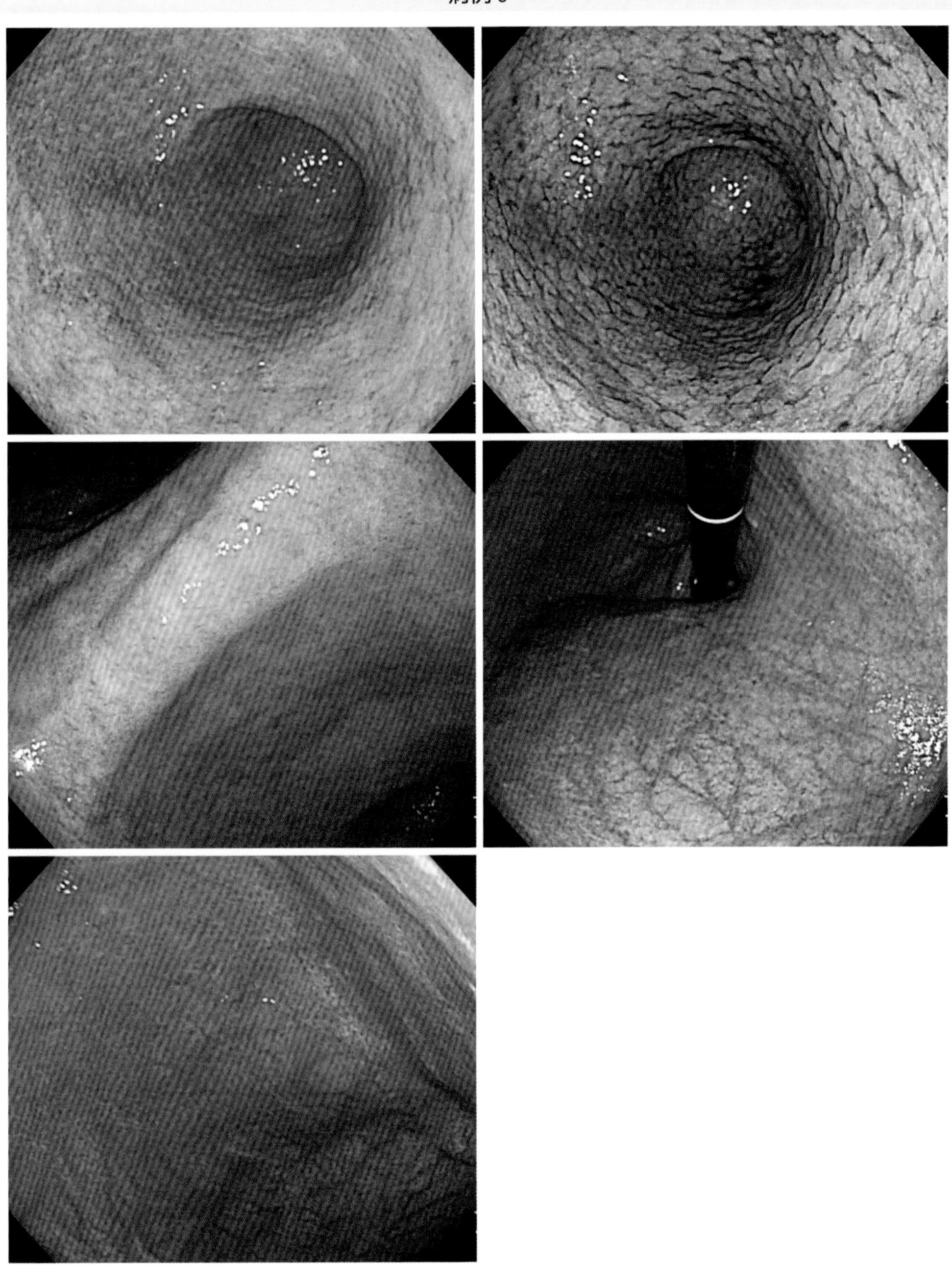

内镜所见评分 A_2 IM_1 H_0 N_0 $DR_{2(5)}$

[解说]
萎缩（木村· 竹本分类 O–2 型）：A_2
肠上皮化生　仅见于胃窦：IM_1
无皱襞肿大：H_0
无鸡皮样：N_0
高度弥漫性发红：DR_2
总分：5 分

病例 4

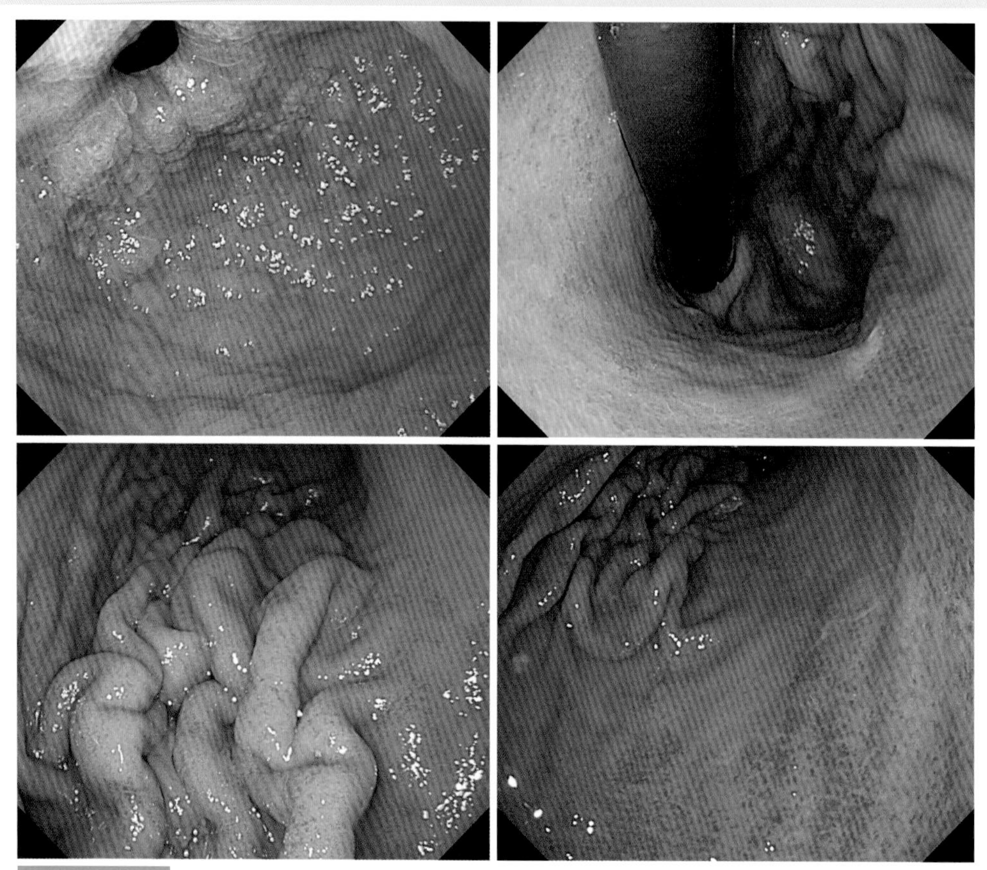

内镜所见评分 A_2 IM_1 H_1 N_0 $DR_{2(6)}$

[解说]

萎缩（木村· 竹本分类 O–1 型）: A_2

肠上皮化生 仅见于胃窦 : IM_1

有皱襞肿大 : H_1

无鸡皮样 : N_0

高度弥漫性发红 : DR_2

总分 : 6 分

病例 5

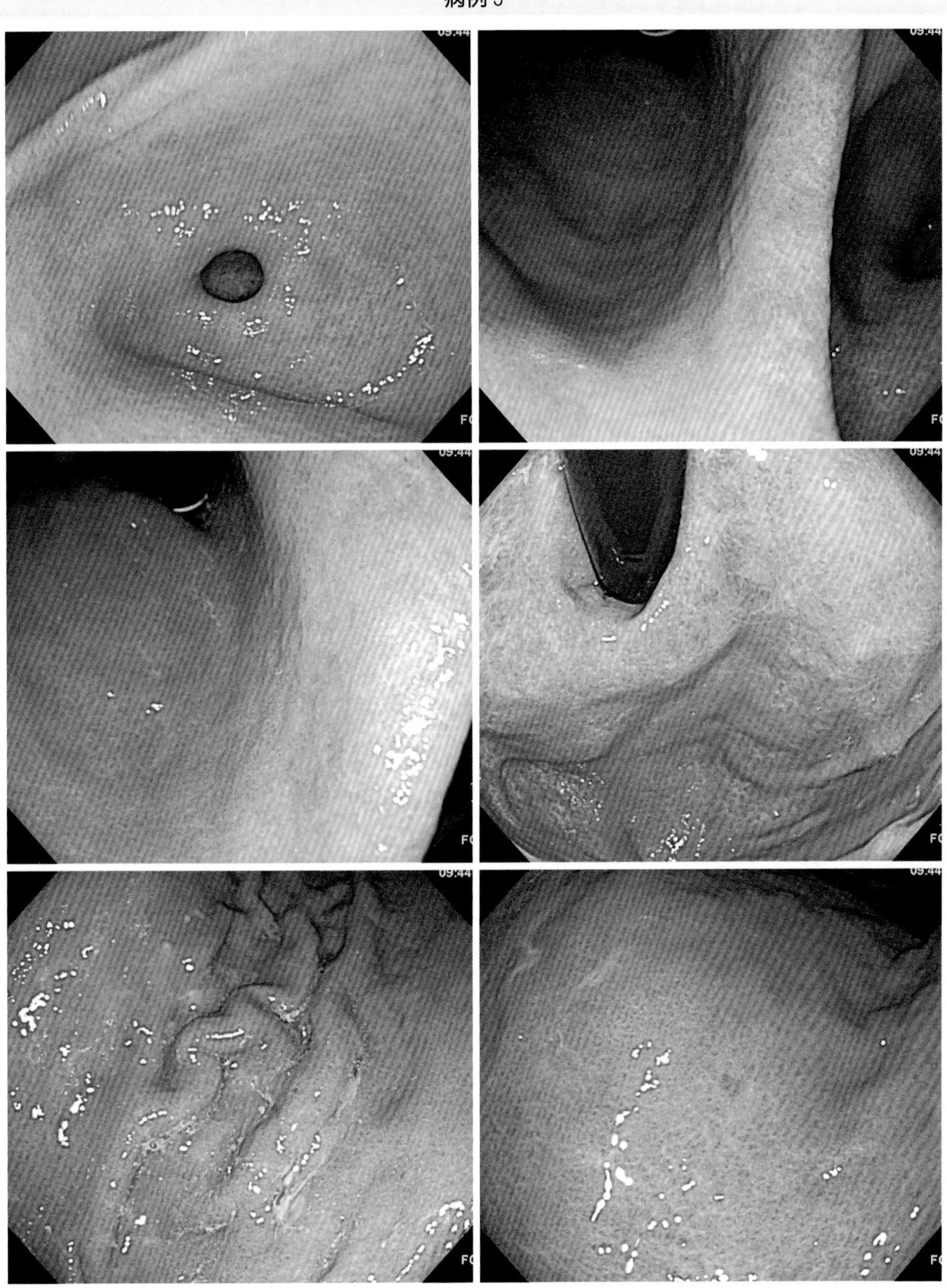

内镜所见评分 A_2 IM_0 H_1 N_0 $DR_{2(5)}$

[解说]
萎缩（木村· 竹本分类 C-3 型）: A_2
无肠上皮化生 : IM_0
有皱襞肿大 : H_1
无鸡皮样 : N_0
高度弥漫性发红 : DR_2
总分 : 5 分

病例 6

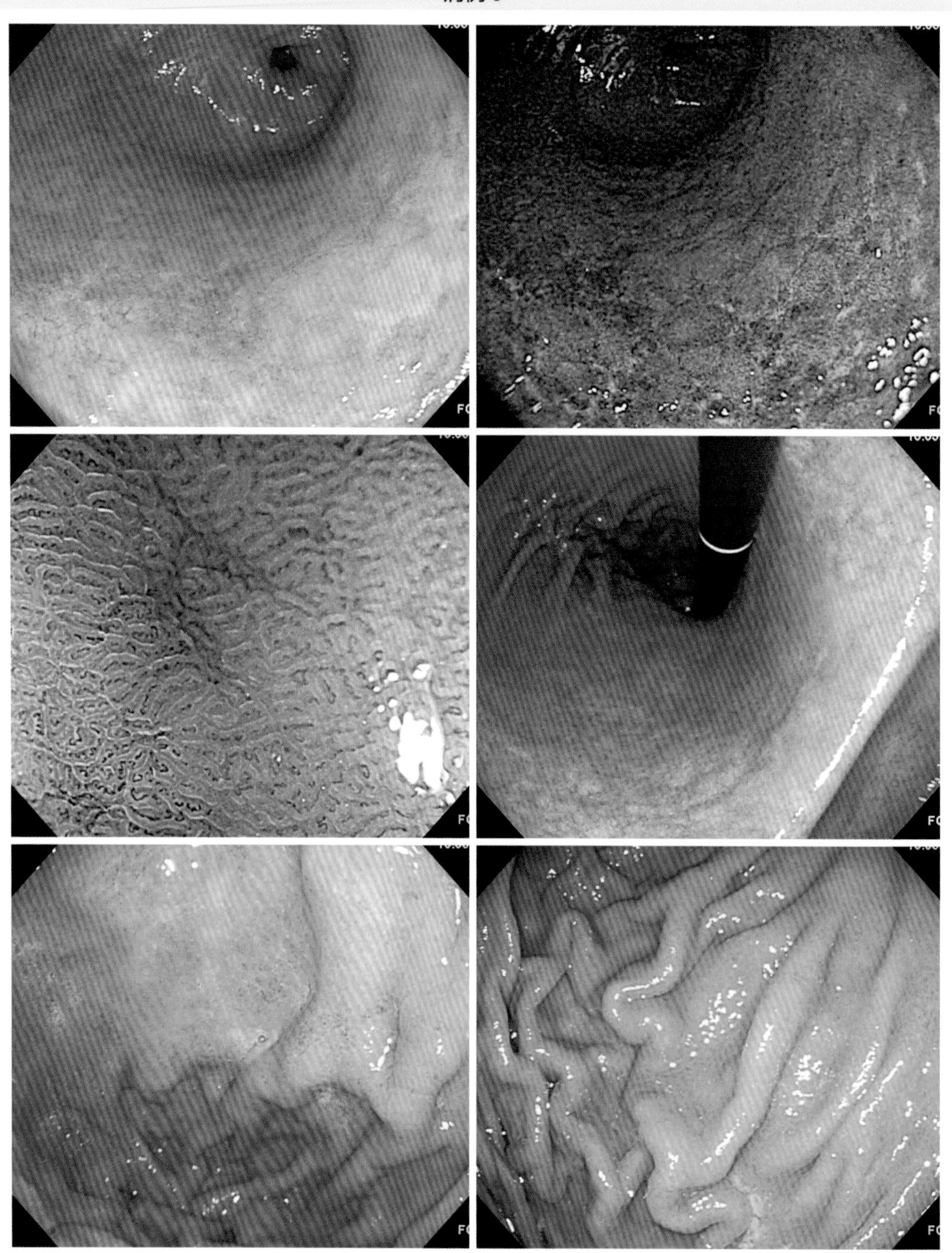

内镜所见评分 A_2 $IM_{1(1)}$ H_1 N_0 $DR_{2(6)}$

[解说]

萎缩（木村·竹本分类 O–2 型）：A_2

有肠上皮化生（NBI 放大内镜见亮蓝冠）：$IM_{1(1)}$

有皱襞肿大：H_1

无鸡皮样：N_0

高度弥漫性发红：DR_2

总分：6 分

第 4 章

胃炎内镜表现的记录方法

第 4 章 胃炎内镜表现的记录方法

1. 解说与病例

间部 克裕

1 记录方法基本知识

胃炎是指胃黏膜存在组织学胃炎，在日本，除了罕见的自身免疫性胃炎以外，*Hp* 感染是其病因。新悉尼系统（悉尼分类）将组织学胃炎的胃体、胃窦单核粒细胞、中心粒细胞，按浸润、萎缩、肠上皮化生分为 4 种，即无、轻度、中度、重度（p14，图 3）。在内镜胃炎分类方面，1947 年提出 Schindler 分类（浅表性胃炎、萎缩性胃炎、肥厚性胃炎），悉尼分类将 11 项内镜表现分为 7 类胃炎，但因繁杂、缺乏临床实用性、与病理学胃炎并不一致，故未得到普及。

然而，高分辨内镜、放大内镜、图像增强内镜等内镜设备取得显著进步，对于幽门螺旋杆菌感染胃炎的除菌治疗也已进入医保。这就需要通过内镜检查，对 *Hp* 感染状态，也就是未感染、现感染及既往感染做出诊断。

日本消化内镜学会附设的确立慢性胃炎内镜诊断方法专设研究会开展了全国多中心研究，在 2013 年发表了“内镜所见诊断 *Hp* 感染”及“除菌前后的内镜表现变化”两篇论文。同一年，在 85 届日本消化内镜学会总会（京都，春间 贤会长）上，在研讨环节安排了“内镜胃炎在消灭胃癌中的意义”，“制订新内镜胃炎分类——京都分类更新”的内容，并进行了讨论。新的胃炎分类和胃癌风险，在学会讨论后并未就此结束。分类确立后，对其结果进行验证是重要的课题。因此，为确立新时代的胃炎分类，设立了胃癌风险京都分类检讨委员会，对确立慢性胃炎内镜诊断方法专设研究会及第 85 届总会的讨论结果，就国际通用的胃炎记录分类及胃癌风险分类进行讨论、总结。

讨论的结果是，胃炎内镜表现的记录方法应包括以下基本内容：

①区分 *Hp* 感染胃炎（现感染，活动性胃炎）、*Hp* 既往感染、无 *Hp* 感染（无胃炎），为便于国际通用，采用英文记录（Active gastritis，Inactive -gastritis，Non-gastritis）。
②在括号内记录萎缩范围（使用木村·竹本分类）。
③除①以外，其他必要的胃炎诊断表现也记录在"with"后面。

因此，对 *Hp* 的感染状态与胃炎所见的分类进行了探讨（p28，表1）。这张表以及内镜表现的记录方法今后还有探讨、修订的必要，本章姑且对该表及内镜表现的记录方法结合病例（病例1～病例5）进行解说。另外，胃癌风险的内镜表现评分的记录方法，请参照第3章的表1（p104）。

2 胃炎内镜表现的记录实例

病例 1

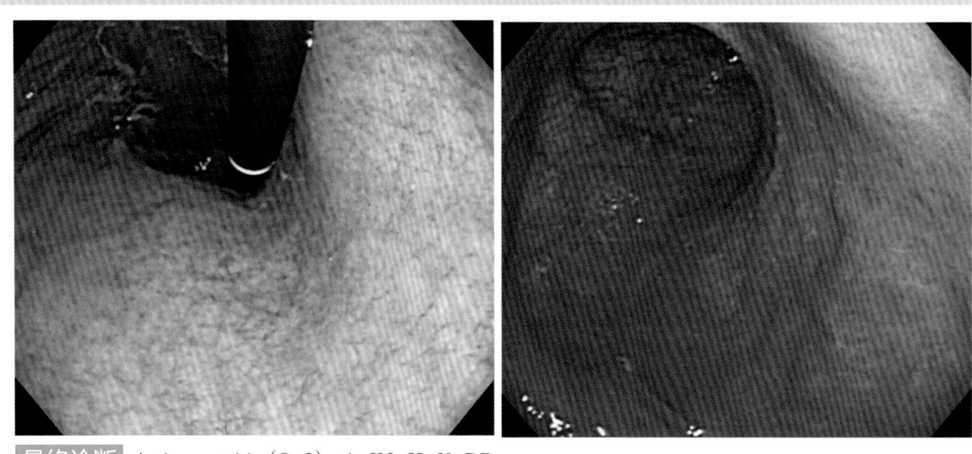

最终诊断 Active gastritis（O-2） A_2 IM_0 H_0 N_0 $DR_{2(4)}$

［解说］可见O-2程度的萎缩，为胃体部 *Hp* 现感染的重要表现。见高度弥漫性发红，因此该病例的胃炎分类记录为Active gastritic（O-2），为 *Hp* 感染病例。
［胃癌风险的内镜表现评分］O-2萎缩，无肠上皮化生，无皱襞肿大，无鸡皮样，有弥漫性发红，记为 A_2 IM_0 H_0 N_0 $DR_{2(4)}$。

病例 2

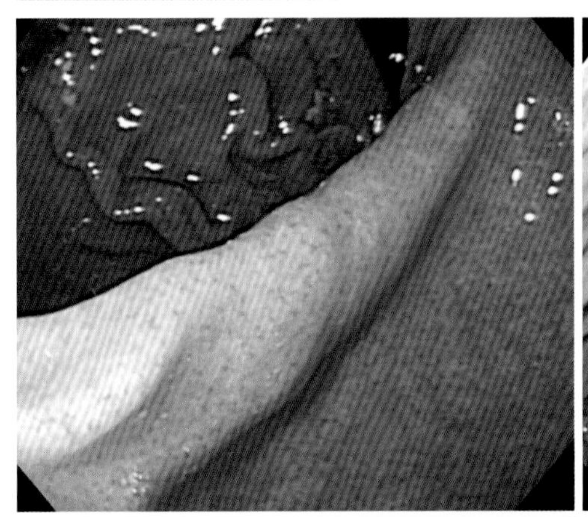

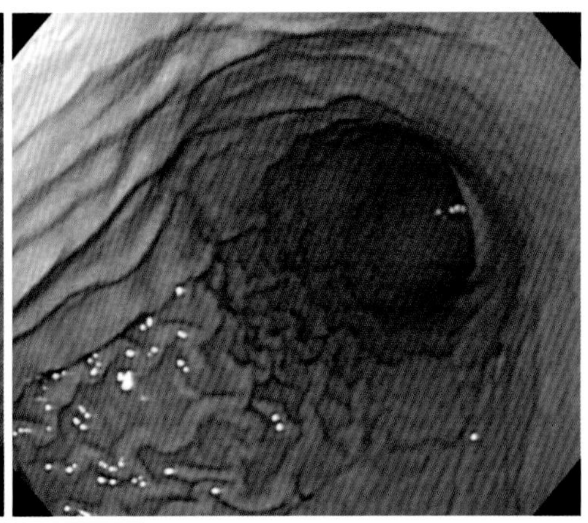

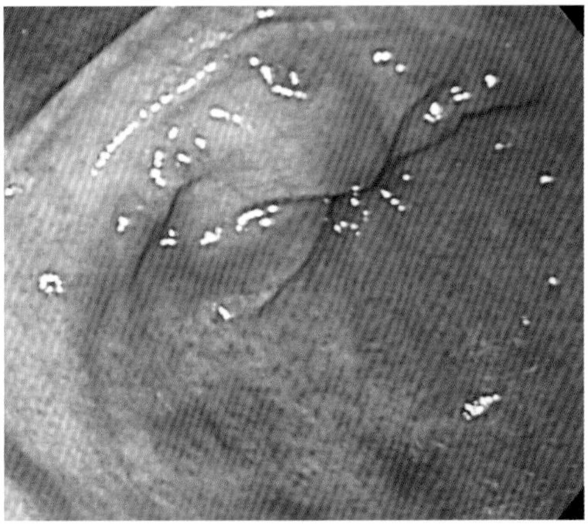

最终诊断 Non-gastritis with patchy redness of antrum A_0 IM_0 H_0 N_0 $DR_{0(0)}$

[解说] 胃角小弯至胃窦小弯可见 RAC 征（照片可能不太清晰，胃体可见胃底腺息肉）。未见萎缩、肠上皮化生、白色混浊黏液。幽门胃窦见斑状发红。因此，该病例的胃炎分类记录为：Non-gastritis with patchy redness of antrum（无胃炎，伴胃窦斑状发红）。该患者无 *Hp* 感染，口服阿司匹林。

[胃癌风险的内镜表现评分] 无萎缩，无肠上皮化生，无皱襞肿大，无鸡皮样，无弥漫性发红，记为 A_0 IM_0 H_0 N_0 $DR_{0(0)}$。

病例 3

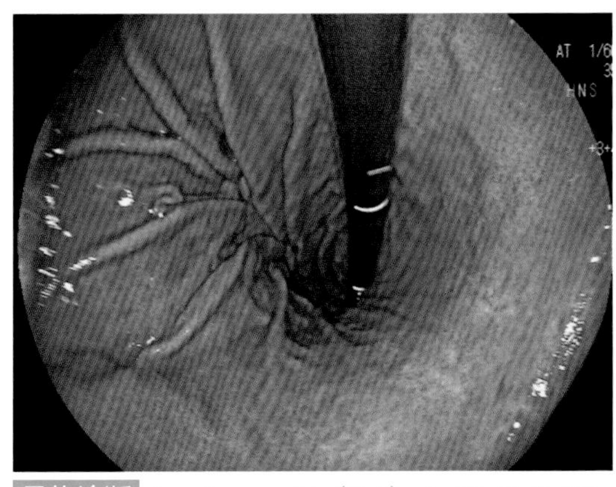

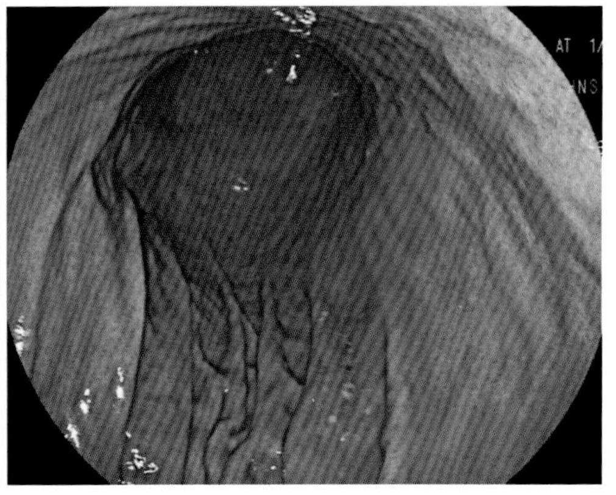

最终诊断 Inactive-gastritis（C–2） A_1 IM_0 H_0 N_0 $DR_{0(1)}$

[解说] 可见 C–2 程度的萎缩。然而，未见白色混浊黏液、水肿、弥漫性发红、皱襞肿大、蛇行等 *Hp* 感染表现。胃体小弯的萎缩黏膜界线不清晰，部分可见 RAC 征，因此该病例的胃炎分类记录为：Inactive-gastritis（C–2），为 *Hp* 既往感染病例（3 年前除菌）。

[胃癌风险的内镜表现评分] C–2 萎缩，无肠上皮化生，无皱襞肿大，无鸡皮样，无弥漫性发红，记为 A_1 IM_0 H_0 N_0 $DR_{0(1)}$。

病例 4

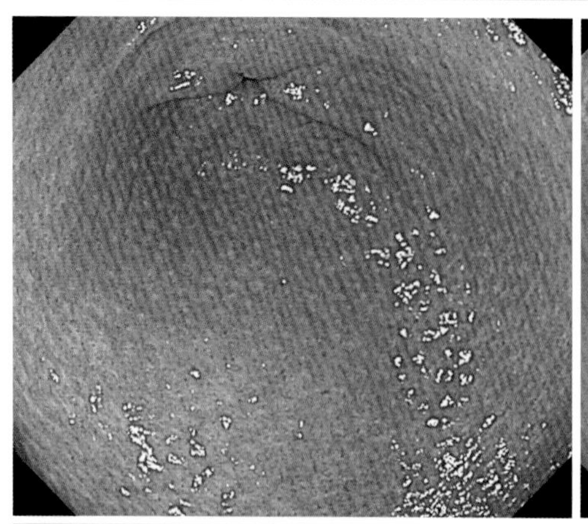

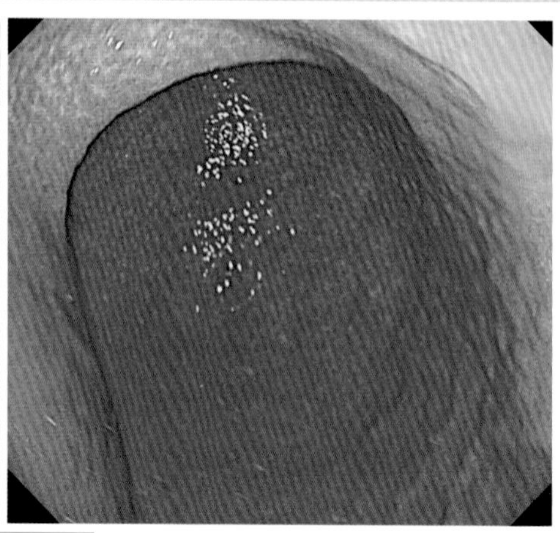

最终诊断 Active gastritis (C–2) A_1 IM_0 H_0 N_1 $DR_{2(4)}$

[解说] 胃窦可见鸟肌，胃体小弯见 C–2 程度的萎缩，大弯见弥漫性发红、点状发红。该患者 30 多岁，为 *Hp* 感染病例，胃炎分类记录为 Active gastritis (C–2)。

[胃癌风险的内镜表现评分] C–2 萎缩，无肠上皮化生，无皱襞肿大，有鸡皮样，有弥漫性发红，记为 A_1 IM_0 H_0 N_1 $DR_{2(4)}$。

病例 5

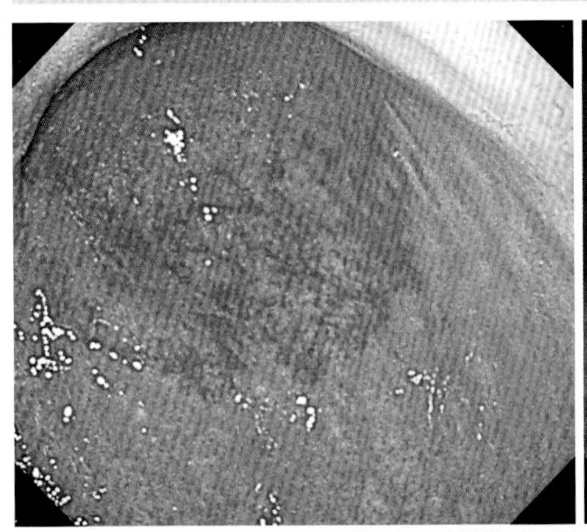

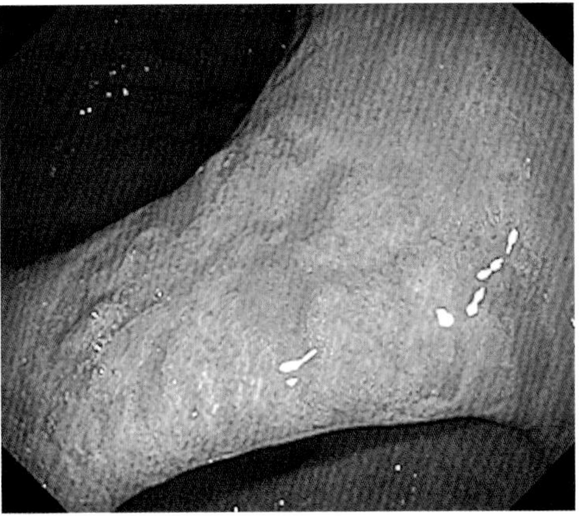

最终诊断 Inactive-gastritis (C-2)
A_1 IM_1 H_0 N_0 $DR_{1(3)}$

[解说] 胃体未见弥漫性发红及黏膜肿胀，小弯见 C-2 程度萎缩，但萎缩界线不清晰。以胃窦、胃体小弯为中心见地图状发红。10 年前行除菌治疗，随访中。因此，该患者的胃炎分类记为：Inactive-gastritis (C-2)。
[胃癌风险的内镜表现评分] C-2 萎缩，有肠上皮化生，无皱襞肿大，无鸡皮样，无弥漫性发红但 RAC 未完全恢复，故记为 A_1 IM_1 H_0 N_0 $DR_{1(3)}$。

以上展示了 5 个病例。*Hp* 现感染的特征性表现为弥漫性发红、黏膜肿胀、皱襞肿大、白色混浊黏液，*Hp* 既往感染虽然也可见到与现感染同样的萎缩、黄色瘤及肠上皮化生，但可见地图状发红、萎缩界线不清晰，未见到 *Hp* 现感染的特征性表现。无 *Hp* 感染病例则无感染、既往感染的表现，特征是胃角小弯附近以上可见 RAC 征。如此，根据 *Hp* 感染状态对胃炎表现进行分类，通过内镜可能对 *Hp* 感染状态及胃癌风险进行诊断。

文 献

[1] Dixon MF, Genta RM, Yardley JH, et al：Classification and grading of gastritis. The updated Sydney system. Am J Surg Pathol 1996；20：1161-1181
[2] Kato T, Yagi N, Kamada T, et al：Diagnosis of *Helicobacter pylori* infection in gastric mucosa by endoscopic features：a multicenter prospective study. Dig Endosc 2013；25：508-518
[3] Kato M, Terao S, Adachi K, et al：Changes in endoscopic findings of gastritis after cure of *H. pylori* infection：multicenter prospective trial. Dig Endosc 2013；25：264-273

第 4 章　胃炎内镜表现的记录方法

2. 内镜下背景黏膜检查清单

——也期待用于胃癌检查及胃的健康体检

井上　和彦　　镰田　智有
村上　和成　　春间　　贤

已知胃癌与消化性溃疡等上消化道疾病的发生与 *Hp* 感染的关系非常密切，不仅在消化道诊疗过程中，在胃癌检查与胃的健康体检中，检查有无 *Hp* 感染也非常重要。2013 年，*Hp* 感染进入保险适用范围，但前提是上消化道内镜检查对胃炎做出诊断，可见其重要性又有所增加。另外，随着老龄化社会的到来，经常使用非甾体抗炎药（NSAIDs）及低剂量阿司匹林（LDA）等抗血小板药物的患者也日益增多。此外，由于胃食管反流长期使用质子泵抑制剂（PPI）的患者也在增多，必须留意药物对胃黏膜的影响。

对于消化内镜专科医生而言，内镜下判断无 *Hp* 感染与感染持续并非难事，对于除菌成功后的内镜表现也有把握。然而，在基层医疗机构、胃癌检查及综合体检中从事内镜的医生未必都是消化内镜专科医生。希望专科医生以外的医生也能掌握以有无 *Hp* 感染为中心的背景黏膜状态，故提出了背景黏膜检查清单（check sheet）。其中，最基本的是萎缩的有无及其程度，根据木村·竹本分类，分为 3 个阶段加以记录。另外，通过确认有无常见于无 *Hp* 感染者的 RAC、胃底腺息肉、脊状发红、隆起性糜烂、皱襞肿大、鸡皮样及肠上皮化生，对 *Hp* 感染做出辅助诊断。另外，将除菌成功后胃黏膜的地图状发红、PPI 影响所致多发性白色扁平隆起作为内镜表现清单项目。如果结果几乎均为清单左栏，则很可能是既无 *Hp* 感染也未受药物影响的正常胃黏膜。

期待通过对这些项目的检查，即使不是消化内镜专科医生，也可轻松地对有无 *Hp* 感染做出判断。

内镜下背景黏膜检查清单

内镜检查日期：
姓名：　　检查号：　　性别：　　年龄：
内镜诊断：
Hp 感染诊断：未感染·现感染·除菌后·其他（　　）·不明
检查医生：

内镜所见			
RAC	0. 有	1. 无	
胃底腺息肉	0. 有	1. 无	
脊状发红	0. 有	1. 无	
隆起性糜烂	0. 有	1. 无	
萎缩（木村 · 竹本分类）	0. C-0/C-1	1. C-2/C-3	2. O-1 以上
肠上皮化生	0. 无	1. 有	
皱襞肿大	0. 无	1. 有	
鸡皮样	0. 无	1. 有	
凹陷性糜烂	0. 无	1. 有	
弥漫性发红	0. 无	1. 有	
地图状发红	0. 无	1. 有	
多发性白色扁平隆起	0. 无	1. 有	

文 献

[1] Kimura K and Takemoto T：An endoscopic recognition of the atrophic border and its significance in chronic gastritis. Endoscopy 1969；3：87-97

[2] Yagi K, Nakamura A and Sekine A：Characteristic endoscopic and magnified endoscopic findings in the normal stomach without *Helicobacter pylori* infection. J Gastroenterol Hepatol 2002；17：39-45

[3] Nishibayashi H, Kanayama S, Kiyohara T, et al：*Helicobacter pylori*-induced enlarged-fold gastritis is associated with increased mutagenicity of gastric juice, increased oxidative DNA damage, and an increased risk of gastric carcinoma. J Gastroenterol Hepatol 2003；18：1384-1391

[4] Kamada T, Hata J, Tanaka A, et al：Nodular gastritis and gastric cancer. Dig Endosc 2006；18：79-83

第 4 章　胃炎内镜表现的记录方法

3. 与病理诊断一致的慢性胃炎内镜诊断与分类

中岛　滋美　　　九嶋　亮治

1 慢性胃炎诊断原则

组织学上慢性胃炎的有无与分类，与胃癌发生风险密切相关。也就是说，内镜医生做出的内镜诊断应与病理组织学诊断不矛盾。另外，不仅要对有慢性胃炎做出诊断，对没有胃炎做出诊断同样重要。病理组织诊断目前是根据新悉尼系统(updated Sydney system，USS)。基于以上考虑，本章提出慢性胃炎的诊断与分类方法。

2 慢性胃炎的有无及活动性诊断

慢性胃炎的有无及活动性诊断，对应于 *Hp* 现感染、既往感染及未感染，可分为如下 3 类。

1) 慢性活动性胃炎 (chronic active gastritis，CAG= 怀疑 *Hp* 现感染)(图 1)

Hp 感染胃通常可同时见到单核细胞浸润与中心粒细胞浸润。单核细胞浸润是

图 1　慢性活动性胃炎

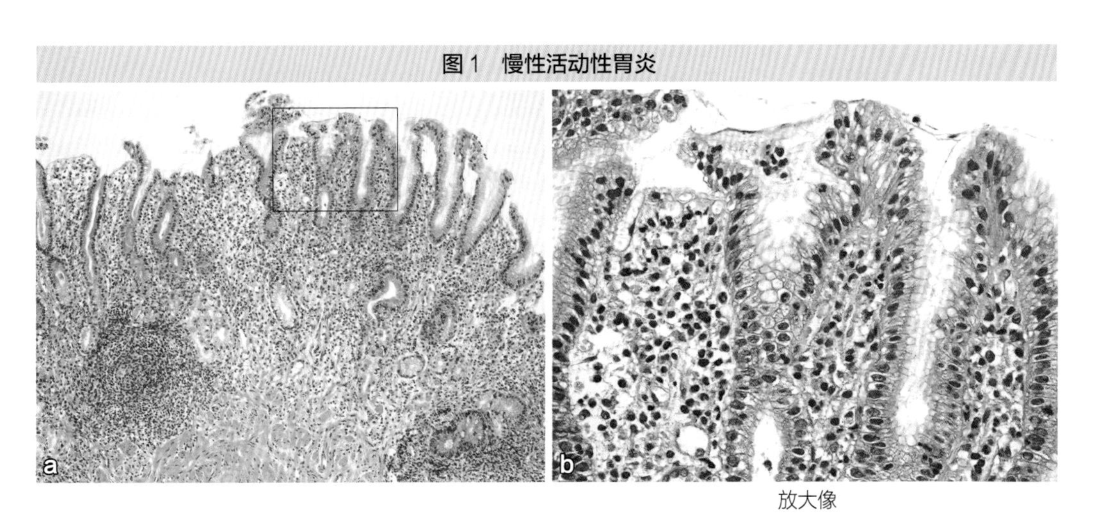

萎缩性胃底腺黏膜可见淋巴细胞、浆细胞及中性粒细胞浸润 (**b** 为 **a** 图框内部分的放大像)。

图2 慢性非活动性胃炎

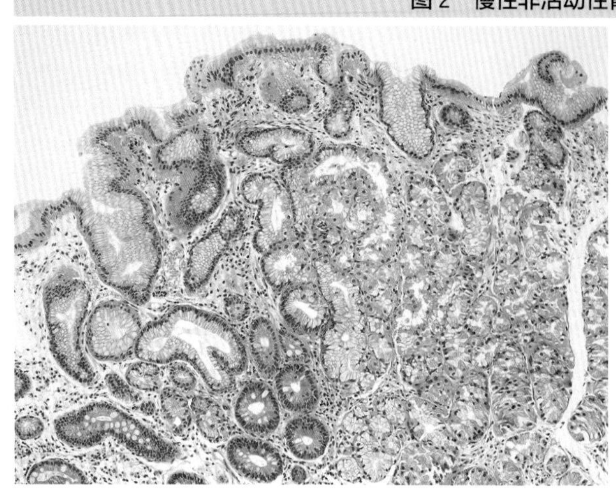

胃底腺黏膜见肠上皮化生，虽有轻度淋巴细胞、浆细胞浸润，但未见中性粒细胞浸润。

慢性胃炎，中性粒细胞浸润是急性胃炎表现，综合起来病理上称为慢性活动性胃炎（chronic active gastritis，CAG）。而见到了慢性活动性胃炎，则认为存在 *Hp* 感染，基本上不会出错。因此，如内镜下怀疑 *Hp* 现感染，则可诊断慢性活动性胃炎。

2）慢性非活动性胃炎（chronic inactive gastritis，CIG= 怀疑 *Hp* 既往感染）（图2）

Hp 除菌后，中性粒细胞浸润消失，活动性消失。单核粒细胞浸润减轻，但不会完全正常化，大多残留了炎症细胞浸润。也就是说，病理学上，除菌后胃黏膜为慢性非活动性胃炎（chronic inactive gastritis，CIG）。

3）正常胃，无胃炎（non-gastritis）（图3）

怀疑没有 *Hp* 感染，也就是无炎症细胞浸润，无 CIG 表现，则诊断为病理学正常胃。但是，萎缩的病理诊断，与活检组织取材部位有关，因此内镜医生应正确告知病理医生取材部位。另外，除菌后如完全没有 CIG 表现，则只能诊断为病理学正常胃。

即使既往有 *Hp* 感染病史，内镜表现也可能与正常胃相同。病理学上也可能与正常胃非常接近，因此，内镜上诊断为正常胃也没有问题。此时，正常胃的意思并不限于没有 *Hp* 感染，而是指无 *Hp* 感染或相当于无 *Hp* 感染的胃黏膜。这类相当于无 *Hp* 感染的胃黏膜定义为“正常胃或无胃炎”。

3 萎缩的诊断

胃黏膜萎缩与胃癌风险密切相关。因此，诊断背景胃黏膜时，应同时诊断萎缩的有无及程度。萎缩的诊断采用木村·竹本分类（p13，图2）。将来，应使该分类与病理学萎缩的诊断更一致、更简单，使之国际通用，用于判断胃癌风险。

图3 正常胃，无胃炎

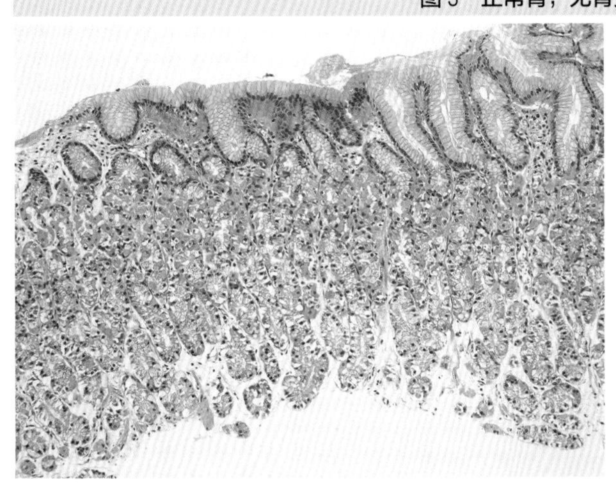

胃底腺黏膜无萎缩，几乎无炎症细胞浸润。

4 与病理诊断的一致性

病理医生应标明活检黏膜的性状（胃底腺黏膜、幽门腺黏膜、胃底腺与幽门腺混在），尽量按照USS的目测类比评分（visual analogue scale）进行病理诊断。但有人认为萎缩的判断可重复性差。为保证与内镜诊断的一致性，至少应记录有无活动性（中性粒细胞浸润）及肠上皮化生的有无。

文献

[1] Dixon MF, Genta RM, Yardley JH, et al：Classification and grading of gastritis. The Updated Sydney System. Am J Surg Pathol 1996；20：1161-1181

[2] 中島滋美，榊 信廣，服部隆則：組織学的胃炎の topography と内視鏡所見．Helicobacter Research 2009；13：74-81

[3] Kimura K：Chronological transition of the fundic-pyloric border determined by stepwise biopsy of the lesser and greater curvatures of the stomach. Gastroenterology 1972；63：584-592

[4] Kimura K and Takemoto T：An endoscopic recognition of the atrophic border and its significance in chronic gastritis. Endoscopy 1969；1(3)：87-97

[5] 榊 信広，岡崎幸紀，竹本忠良：腺境界と内視鏡．竹本忠良，川井啓市 編：消化器内視鏡検査のトピックス．1978，pp.178-183，医学図書出版，東京